Ipertensione polmonare: una guida completa per pazienti e operatori sanitari

Comprendere sintomi, opzioni di trattamento e strategie per migliorare la qualità della vita.

Diana E. Allison

Copyright © 2024 Diana E. Allison

Tutti i diritti riservati. Nessuna parte di questo libro può essere riprodotta, scansionata o distribuita in qualsiasi formato stampato o elettronico senza autorizzazione. Si prega di non partecipare o incoraggiare la pirateria di materiali protetti da copyright in violazione dei diritti d'autore. Acquista solo le edizioni autorizzate.

Disclaimer

Le informazioni fornite qui sono solo a scopo didattico e non sono intese come sostitutive di diagnosi, trattamenti o cure professionali. Consultare il proprio medico o operatore sanitario qualificato per qualsiasi problema medico. Tieni presente che questa risorsa non è un rimedio ma è intesa solo a scopo gestionale. Le risposte individuali al trattamento possono variare e una guida medica personalizzata è essenziale per una corretta diagnosi, trattamento e gestione delle condizioni di salute.

Un messaggio di speranza e incoraggiamento per i pazienti con ipertensione arteriosa

A coloro a cui è stata recentemente diagnosticata l'ipertensione polmonare, voglio che sappiate che, sebbene questo viaggio possa sembrare scoraggiante, non siete soli. La tua resilienza e il tuo coraggio saranno le tue luci guida mentre percorri questo nuovo percorso. Ci saranno sfide, ma ci saranno anche trionfi, grandi e piccoli, che illumineranno la tua forza.

Ricorda, ogni passo che fai verso la comprensione e la gestione della tua condizione è un passo verso l'empowerment. Affidati alla tua rete di supporto, abbraccia l'esperienza del tuo team sanitario e non esitare mai a cercare risorse e comunità che possano fornire conforto e guida.

La tua diagnosi non ti definisce. È solo una parte della tua storia, una storia che viene ancora scritta con ogni momento di determinazione e speranza. Prendi ogni giorno come viene, celebra le tue vittorie e sappi che hai la forza interiore per superare gli ostacoli che ti aspettano.

Sei più forte di quanto pensi e, con la giusta cura, supporto e mentalità, puoi vivere una vita appagante e vibrante. Continua ad andare avanti con speranza e ricorda che sei capace di cose straordinarie.

Contenuto

Introduzione — 5
    Che cos'è l'ipertensione polmonare (PH)? — 5
    A chi è rivolta questa guida — 8

Capitolo 1: Comprendere l'ipertensione polmonare — 10
    Anatomia e fisiologia della circolazione polmonare — 10
    Come si sviluppa il PH — 11
    Tipi di PH — 12
    Statistiche chiave e prevalenza — 14

Capitolo 2: Sintomi e diagnosi — 15
    Sintomi comuni — 15
    Viaggio diagnostico — 19

Capitolo 3: Cause e fattori di rischio — 23
    Fattori genetici ed ereditari — 23
    Condizioni mediche legate al PH — 23
    Stile di vita e fattori scatenanti ambientali — 25
    Farmaci e tossine — 26

Capitolo 4: Opzioni di trattamento — 28
    Farmaci — 28
    Cambiamenti nello stile di vita — 30
    Terapie avanzate — 31

Capitolo 5: Gestione degli effetti collaterali dei farmaci — 33
    Effetti collaterali comuni per classe di farmaci — 33
    Strategie per gestire gli effetti collaterali — 37
    Quando rivolgersi al medico — 40

Capitolo 6: Gestione dell'ipertensione polmonare — 42

Automonitoraggio e monitoraggio dei progressi	42
Strategie di coping per i pazienti	47
Supporto al caregiver	51

Capitolo 7: Vivere bene con l'ipertensione polmonare   **56**

Linee guida per l'esercizio e l'attività fisica	56
Considerazioni sul viaggio e sull'altitudine	61
Consigli nutrizionali e dietetici	67
Gravidanza e ipertensione polmonare: cosa dovrebbero sapere i pazienti	78

Capitolo 8: Navigare nel sistema sanitario   **82**

Ricerca di specialisti e team di assistenza multidisciplinari	82
Risorse finanziarie e assicurative	84
Partecipazione a studi clinici	86

Capitolo 9: Supporto e risorse   **89**

Costruire una rete di supporto	89
Materiali e strumenti didattici	92
Storie motivanti di pazienti con PH e operatori sanitari	94

Conclusione   **96**

Appendici   **98**

Glossario dei termini relativi all'ipertensione polmonare	98
Domande e risposte comuni	103
Elenco delle risorse	109

Introduzione

L'ipertensione polmonare (PH) è più di una semplice diagnosi; è una condizione che altera la vita e richiede comprensione e azione. Con sintomi che possono essere facilmente confusi con altre malattie, l'IP spesso rimane inosservato finché non diventa avanzato. Tuttavia, con le giuste conoscenze e cure, i pazienti e gli operatori sanitari possono farsi carico del proprio percorso, migliorando sia i risultati che la qualità della vita. Questa guida è qui per illuminare il percorso da seguire, offrendo approfondimenti chiari e completi sul PH.

Che cos'è l'ipertensione polmonare (PH)?

L'ipertensione polmonare (PH) è una condizione complessa e potenzialmente pericolosa per la vita, caratterizzata da un'elevata pressione sanguigna nelle arterie dei polmoni. A differenza dell'ipertensione sistemica, che colpisce il sistema circolatorio generale, l'IP coinvolge specificamente le arterie polmonari che trasportano il sangue dal cuore ai polmoni per l'ossigenazione. Questo aumento di pressione costringe il cuore a lavorare di più, in particolare il ventricolo destro, che pompa il sangue attraverso i polmoni. Nel corso del tempo, questo ceppo può portare allo scompenso cardiaco destro e ad altre gravi complicazioni se non trattato.

Panoramica della condizione

In un individuo sano, il sangue scorre agevolmente attraverso le arterie polmonari a bassa pressione. Tuttavia, nell'IP, le pareti di queste arterie si restringono, si ispessiscono o si irrigidiscono. Ciò limita il flusso sanguigno e aumenta la resistenza, causando un'elevata pressione all'interno della circolazione polmonare. L'IP non è una singola malattia ma piuttosto un gruppo di condizioni con una caratteristica comune di elevata pressione arteriosa polmonare.

I sintomi dell'IP spesso si sviluppano gradualmente, rendendo difficile la diagnosi nelle fasi iniziali. I sintomi più comuni includono mancanza di respiro, affaticamento, vertigini, dolore al petto e gonfiore alle caviglie o alle gambe. Poiché questi sintomi si sovrappongono a quelli di altre patologie cardiovascolari e respiratorie, l'IP viene spesso diagnosticata erroneamente o tardivamente, sottolineando la necessità di consapevolezza e valutazione medica tempestiva.

Tipi di PH (ad esempio, classificazioni OMS)

L'Organizzazione Mondiale della Sanità (OMS) ha classificato l'IP in cinque gruppi in base alle cause sottostanti, alla fisiopatologia e alle strategie di trattamento:

Gruppo 1: ipertensione arteriosa polmonare (PAH)
- Questa forma di PH è causata dal restringimento e dall'irrigidimento delle piccole arterie polmonari. Le cause più comuni includono la PAH idiopatica (causa sconosciuta), fattori ereditari o condizioni secondarie

come malattie del tessuto connettivo (ad esempio, sclerodermia) o difetti cardiaci congeniti.

Gruppo 2: PH dovuto a malattia del cuore sinistro
- Questa è la forma più comune di IP e deriva da condizioni che colpiscono il lato sinistro del cuore, come la disfunzione ventricolare sinistra, la malattia della valvola mitrale o la disfunzione diastolica.

Gruppo 3: PH associato a malattie polmonari o ipossia
- La broncopneumopatia cronica ostruttiva (BPCO), la malattia polmonare interstiziale e le condizioni che causano bassi livelli di ossigeno a lungo termine (ipossia) rientrano in questa categoria.

Gruppo 4: Ipertensione polmonare tromboembolica cronica (CTEPH)
- Questo tipo deriva da coaguli di sangue irrisolti nelle arterie polmonari, che portano ad un aumento della pressione e al rimodellamento vascolare.

Gruppo 5: PH con meccanismi poco chiari o multifattoriali
- Questo gruppo comprende casi in cui la causa sottostante non è ben compresa o è dovuta a molteplici fattori che contribuiscono, come la sarcoidosi o disturbi ematologici.

Ciascun gruppo richiede un approccio diagnostico e terapeutico su misura, evidenziando l'importanza di identificare accuratamente la causa sottostante dell'IP.

Importanza della diagnosi e del trattamento precoci

La diagnosi precoce dell'IP è fondamentale per migliorare i risultati e la qualità della vita. Se non trattata, l'IP può progredire rapidamente, portando a complicazioni come insufficienza cardiaca destra, aritmie e grave ipossiemia.

Un intervento tempestivo consente l'avvio di trattamenti appropriati per alleviare i sintomi, rallentare la progressione della malattia e migliorare la sopravvivenza globale. I trattamenti possono includere farmaci per rilassare i vasi sanguigni, gestire i sintomi e ridurre lo sforzo sul cuore. Per alcuni tipi di PH, è essenziale affrontare la causa sottostante, come la risoluzione dei coaguli di sangue o la gestione delle malattie polmonari.

Aumentare la consapevolezza sull'IP tra pazienti, operatori sanitari e operatori sanitari è essenziale per riconoscere precocemente i sintomi e avviare una valutazione tempestiva. Questa guida mira a fornirti le conoscenze necessarie per affrontare questa complessa condizione in modo efficace.

A chi è rivolta questa guida

Questa guida è stata realizzata per supportare le persone in ogni fase del loro percorso con ipertensione polmonare (IP). Che tu sia un paziente di nuova diagnosi, un caregiver, un familiare o un operatore sanitario alla ricerca di approfondimenti più approfonditi, questa risorsa è progettata per soddisfare le tue esigenze:

Pazienti

Convivere con l'IP può sembrare opprimente, soprattutto nelle prime fasi della diagnosi. Questa guida fornirà spiegazioni chiare, consigli pratici e una tabella di marcia per aiutarti a gestire la tua condizione con sicurezza. Scopri i sintomi, i trattamenti e i cambiamenti nello stile di vita che possono fare la differenza nella tua vita quotidiana.

Badanti

Prendersi cura di qualcuno con PH comporta sfide uniche. Questa guida offre suggerimenti pratici per sostenere i propri cari, gestire i regimi di trattamento e bilanciare le responsabilità di assistenza con la cura di sé. Troverai strategie per affrontare le esigenze emotive e fisiche del caregiving.

Familiari e operatori sanitari

Comprendere l'IP è fondamentale per chiunque sia coinvolto nella rete di supporto di un paziente. I familiari possono acquisire informazioni su come essere di supporto, mentre gli operatori sanitari possono utilizzare questa guida per migliorare l'educazione del paziente e promuovere un'assistenza completa. Se stai cercando modi per spiegare il PH agli altri o per espandere le tue conoscenze, questa guida rappresenta una risorsa preziosa.

Capitolo 1: Comprendere l'ipertensione polmonare

Anatomia e fisiologia della circolazione polmonare

La circolazione polmonare svolge un ruolo fondamentale nel processo generale di ossigenazione del corpo. Implica il movimento del sangue dal lato destro del cuore ai polmoni e di nuovo al lato sinistro del cuore. Il sangue povero di ossigeno scorre dal ventricolo destro attraverso le arterie polmonari fino ai polmoni, dove l'anidride carbonica viene scambiata con l'ossigeno. Il sangue ricco di ossigeno ritorna quindi nell'atrio sinistro del cuore attraverso le vene polmonari, pronto per essere pompato nel resto del corpo.

Le arterie polmonari sono uniche tra le arterie del corpo perché trasportano sangue deossigenato. Le loro pareti sono più sottili delle arterie sistemiche e sono progettate per accogliere il flusso sanguigno a bassa pressione. Tuttavia, nell'ipertensione polmonare, questo delicato equilibrio viene interrotto, determinando un aumento della resistenza vascolare e pressioni elevate.

Come si sviluppa il PH

L'IP si sviluppa quando c'è una pressione sanguigna elevata persistente nelle arterie polmonari. Questa condizione può insorgere a causa di vari fattori, tra cui anomalie strutturali nel sistema vascolare polmonare, aumento della resistenza al flusso sanguigno o pressioni elevate originate dal lato sinistro del cuore.

I meccanismi comuni coinvolti nello sviluppo del PH includono:

- **Rimodellamento vascolare**: Ispessimento delle pareti delle arterie polmonari dovuto all'aumento della produzione di cellule muscolari lisce e collagene.

- **Vasocostrizione**: Restringimento dei vasi sanguigni causato da uno squilibrio di sostanze vasoattive, come l'endotelina (un vasocostrittore) e l'ossido nitrico (un vasodilatatore).

- **Trombosi**: Formazione di coaguli di sangue nelle arterie polmonari, che ostruiscono il flusso sanguigno.

- **Infiammazione**: L'infiammazione cronica può contribuire al danno vascolare e al rimodellamento.

Questi processi mettono a dura prova il ventricolo destro, che deve lavorare di più per pompare il sangue attraverso le arterie ristrette. Nel tempo, ciò porta all'ipertrofia ventricolare destra (ispessimento) e all'eventuale insufficienza cardiaca destra.

Tipi di PH

Comprendere i diversi tipi di PH è fondamentale per una diagnosi accurata e una gestione efficace. L'IP è classificato in cinque gruppi principali in base alle cause sottostanti:

Ipertensione arteriosa polmonare (PAH)

La PAH è caratterizzata da un progressivo restringimento e irrigidimento delle piccole arterie polmonari, che porta ad un aumento della resistenza e della pressione vascolare. Le cause comuni includono:

- PAH idiopatica (causa sconosciuta)
- PAH ereditabile (mutazioni genetiche, come le mutazioni BMPR2)
- IAP indotta da farmaci o tossine (ad es. soppressori dell'appetito, metanfetamine)
- PAH associata a malattie del tessuto connettivo (ad esempio, sclerosi sistemica), infezione da HIV o difetti cardiaci congeniti.

PH dovuto alla malattia del cuore sinistro

Questo tipo di PH deriva da condizioni che colpiscono il lato sinistro del cuore, portando ad una pressione di riflusso nella circolazione polmonare. Gli esempi includono:

- Disfunzione sistolica o diastolica del ventricolo sinistro
- Malattia della valvola mitrale o aortica

- Insufficienza cardiaca con frazione di eiezione conservata o ridotta.

PH dovuto a malattia polmonare o ipossia

Il PH in questo gruppo è causato da malattie polmonari croniche o da bassi livelli di ossigeno prolungati, tra cui:

- Malattia polmonare cronica ostruttiva (BPCO)
- Malattia polmonare interstiziale (ILD)
- Disturbi respiratori nel sonno (ad esempio, apnea ostruttiva notturna).

Ipertensione polmonare tromboembolica cronica (CTEPH)

La CTEPH deriva da coaguli di sangue irrisolti nelle arterie polmonari, che portano a un'ostruzione persistente e ad un aumento della pressione. È potenzialmente curabile con l'intervento chirurgico (tromboendoarterectomia polmonare).

PH con meccanismi poco chiari

Questo gruppo comprende casi in cui la causa esatta è incerta o coinvolge molteplici fattori, come:

- Sarcoidosi
- Disturbi ematologici (ad esempio, anemia emolitica cronica)
- Disturbi metabolici (ad esempio, malattie della tiroide).

Statistiche chiave e prevalenza

- L'IP è una condizione rara, con una prevalenza stimata di 1-2 casi su 1.000 adulti.
- L'ipertensione arteriosa polmonare (PAH), un sottoinsieme dell'IP, ha una prevalenza globale di circa 15-50 casi per milione.
- Le donne sono più frequentemente colpite dalla PAH rispetto agli uomini, con un rapporto femmine-maschi di circa 2
- **Distribuzione per età:** L'IP può colpire individui di tutte le età, ma alcuni tipi, come la PAH idiopatica, sono più comuni nei giovani adulti, mentre l'IP dovuta a malattia del cuore sinistro o malattia polmonare cronica è più diffusa nelle popolazioni più anziane.
- **Tassi di mortalità:** L'IP non trattata ha un alto tasso di mortalità. Ad esempio, la PAH non trattata ha un tasso di sopravvivenza medio di circa 2,8 anni dopo la diagnosi, sottolineando la necessità di diagnosi e trattamento precoci.
- **Variazione geografica:** La prevalenza dell'IP può variare a seconda di fattori quali l'accesso all'assistenza sanitaria, la prevalenza della malattia di base e le condizioni ambientali come l'altitudine.

Comprendere queste statistiche è fondamentale per evidenziare la necessità di una maggiore consapevolezza, di un intervento precoce e di strategie di trattamento su misura per combattere le sfide poste da questa complessa condizione.

Capitolo 2: Sintomi e diagnosi

Sintomi comuni

L'ipertensione polmonare (PH) è una condizione progressiva caratterizzata da un'elevata pressione sanguigna all'interno delle arterie polmonari. Queste arterie sono responsabili del trasporto del sangue dal lato destro del cuore ai polmoni. Comprendere e identificare i sintomi dell'IP è fondamentale per la diagnosi e la gestione precoce. Qui discuteremo in dettaglio i sintomi più comuni.

1. Mancanza di respiro (dispnea): La mancanza di respiro è uno dei sintomi più diffusi dell'ipertensione polmonare. I pazienti spesso sperimentano dispnea durante l'attività fisica e, con il progredire della malattia, ciò può verificarsi anche a riposo. L'aumento della pressione nelle arterie polmonari rende più difficile per il cuore pompare il sangue ai polmoni, con conseguente riduzione dello scambio di ossigeno e causando la sensazione di mancanza di respiro.

2. Fatica: La stanchezza è un altro sintomo comune e debilitante. La ridotta capacità del cuore di pompare il sangue in modo efficiente porta a un ridotto apporto di ossigeno ai tessuti del corpo, con conseguente stanchezza e esaurimento costanti. Questa mancanza di energia può avere un impatto significativo sulle attività quotidiane e sulla qualità generale della vita.

3. Dolore toracico (angina): I pazienti con IP possono avvertire dolore toracico, spesso descritto come pressione o senso di oppressione. Questo dolore è solitamente localizzato nella parte centrale del torace. Si verifica perché il ventricolo destro, che pompa il sangue attraverso le arterie polmonari, deve lavorare di più contro l'aumento della pressione. Nel corso del tempo, questo sforzo aggiuntivo può causare l'ischemia del muscolo cardiaco, provocando dolore al petto.

4. Gonfiore alle gambe (edema): L'edema, o gonfiore alle gambe e alle caviglie, è un sintomo comune associato all'ipertensione polmonare. L'aumento della pressione nelle arterie polmonari può causare difficoltà al lato destro del cuore, portando ad un accumulo di liquidi negli arti inferiori. Ciò può provocare un notevole gonfiore, che può peggiorare dopo periodi prolungati seduti o in piedi.

Diagnosi

La diagnosi di ipertensione polmonare comporta una combinazione di valutazione clinica, studi di imaging e valutazioni funzionali. L'obiettivo è determinare con precisione la presenza e la gravità dell'IP e identificare eventuali cause sottostanti.

1. Valutazione clinica: Una valutazione clinica approfondita è il primo passo nella diagnosi dell'IP. Ciò include un'anamnesi dettagliata del paziente e un esame fisico. Durante l'esame, gli operatori sanitari cercano segni come distensione venosa giugulare, edema periferico e suoni cardiaci anormali come un forte P2 o un sussulto ventricolare destro.

2. Studi di imaging: Gli studi di imaging svolgono un ruolo cruciale nella diagnosi e nella valutazione dell'ipertensione polmonare. Le principali modalità di imaging includono:

- **Ecocardiogramma:** Questo test ecografico non invasivo valuta la struttura e la funzione del cuore. Può stimare la pressione dell'arteria polmonare e valutare le dimensioni e la funzione del ventricolo destro.

- **Radiografia del torace:** Una radiografia del torace può rivelare arterie polmonari ingrossate e ingrossamento del cuore destro, che sono indicativi di PH.

- **Tomografia computerizzata (CT) e risonanza magnetica (MRI):** Queste tecniche di imaging avanzate forniscono visualizzazioni dettagliate delle arterie polmonari e del cuore, aiutando a identificare anomalie strutturali e valutare l'entità della malattia.

3. Valutazioni funzionali: Le valutazioni funzionali misurano l'impatto dell'ipertensione polmonare sulle capacità fisiche di un paziente. I test importanti includono:

- **Test del cammino di sei minuti (6MWT):** Questo test misura la distanza che un paziente può percorrere a piedi in sei minuti. Fornisce una valutazione della tolleranza all'esercizio e della capacità funzionale.

- **Cateterizzazione del cuore destro:** Considerata il gold standard per la diagnosi dell'IP, questa procedura invasiva misura direttamente la pressione nelle arterie polmonari e nelle camere cardiache destre. Aiuta anche a determinare la reattività ai farmaci vasodilatatori.

4. Esami del sangue: Gli esami del sangue vengono spesso utilizzati per individuare condizioni sottostanti che potrebbero contribuire all'ipertensione polmonare. Questi test possono verificare la presenza di marcatori di insufficienza cardiaca, funzionalità epatica e renale, malattie autoimmuni e altre condizioni sistemiche.

Riconoscere e diagnosticare l'ipertensione polmonare richiede un approccio globale che comprenda la valutazione dei sintomi, la valutazione clinica, l'imaging, i test funzionali e il lavoro di laboratorio. Una diagnosi precoce e accurata è essenziale per implementare strategie di trattamento efficaci e migliorare i risultati dei pazienti.

Viaggio diagnostico

Quando consultare un medico
Riconoscere precocemente i segni e i sintomi dell'ipertensione polmonare è fondamentale per una gestione e un trattamento efficaci. I pazienti dovrebbero prendere in considerazione la possibilità di consultare un medico se riscontrano uno dei seguenti sintomi:

- Mancanza di respiro persistente, in particolare durante l'attività fisica o quando si è sdraiati
- Stanchezza o letargia inspiegabili
- Dolore o pressione al torace, soprattutto durante lo sforzo
- Gonfiore alle gambe o alle caviglie che non scompare
- Stordimento o svenimenti
- Battiti cardiaci rapidi o irregolari

La consultazione precoce con un operatore sanitario può portare a una diagnosi tempestiva e a risultati migliori.

Valutazioni iniziali
La valutazione iniziale per sospetta ipertensione polmonare comporta una valutazione completa, compresa un'anamnesi dettagliata e un esame fisico approfondito.

- **Anamnesi medica:** Durante l'anamnesi, il medico indagherà sui sintomi del paziente, sulla loro insorgenza, durata e progressione. Chiederanno anche informazioni su eventuali condizioni mediche di base, storia familiare di malattie polmonari o cardiache e qualsiasi esposizione a fattori di rischio, come farmaci, tossine o alta quota.

- **Esame fisico:** Viene condotto un meticoloso esame fisico per cercare segni indicativi di ipertensione polmonare. Gli aspetti chiave dell'esame fisico includono:

- **Esame cardiovascolare**: Il medico ascolta i suoni cardiaci anomali come un secondo tono cardiaco forte (P2) e segni di tensione ventricolare destra.

- **Pressione venosa giugulare (JVP):** Una JVP elevata può indicare un aumento della pressione nel cuore destro.

- **Edema periferico**: La presenza di gonfiore alle gambe e alle caviglie suggerisce una ritenzione di liquidi dovuta a insufficienza cardiaca destra.

- **Epatomegalia**: Un fegato ingrossato può essere un segno di insufficienza cardiaca congestizia.

Test specializzati

Se si sospetta un'ipertensione polmonare sulla base delle valutazioni iniziali, vengono condotti diversi test specialistici per confermare la diagnosi e valutare la gravità della condizione.

Ecocardiogramma: Un ecocardiogramma è un test ecografico non invasivo che fornisce immagini dettagliate delle strutture e della funzione del cuore. Spesso è il primo test eseguito per valutare l'ipertensione polmonare. I risultati chiave nell'IP possono includere:

- Ventricolo destro e atrio destro ingranditi
- Parete ventricolare destra ispessita
- Stima delle pressioni arteriose polmonari mediante misurazioni Doppler
- Valutazione delle valvole cardiache e di eventuali anomalie associate

Cateterizzazione del cuore destro: Il cateterismo del cuore destro è considerato il gold standard per la diagnosi di ipertensione polmonare. Questa procedura invasiva prevede l'inserimento di un catetere in una vena, solitamente nel collo o nell'inguine, e il suo inserimento nel cuore destro e nelle arterie polmonari. Fornisce misurazioni dirette di:

- Pressione arteriosa polmonare
- Pressione atriale destra
- Gittata cardiaca
- Resistenza vascolare polmonare

Questo test non solo conferma la diagnosi ma aiuta anche a determinare la gravità della malattia e guida le decisioni terapeutiche.

Esami del sangue e imaging: Vengono condotti numerosi esami del sangue e studi di imaging per identificare eventuali cause sottostanti e valutare la salute generale del paziente.

- **Esami del sangue:** Questi test verificano la presenza di marcatori di insufficienza cardiaca, funzionalità epatica e renale, funzionalità tiroidea e malattie autoimmuni. Test specifici possono includere il peptide natriuretico di tipo B (BNP) o il pro-BNP N-terminale (NT-proBNP), che sono elevati nell'insufficienza cardiaca.

- **Tomografia computerizzata (CT):** Una scansione TC fornisce immagini dettagliate dei polmoni e delle arterie polmonari. Aiuta a identificare eventuali anomalie strutturali, come coaguli di sangue, malattie polmonari o altre condizioni che contribuiscono all'ipertensione polmonare.

- **Imaging a risonanza magnetica (MRI):** La risonanza magnetica cardiaca offre immagini dettagliate del cuore e dei vasi sanguigni, fornendo informazioni.

Capitolo 3: Cause e fattori di rischio

Fattori genetici ed ereditari

L'ipertensione polmonare può talvolta essere ricondotta a fattori genetici ed ereditari. Alcune mutazioni genetiche possono predisporre gli individui a sviluppare questa condizione. Una causa genetica ben nota è una mutazione nel gene BMPR2 (recettore della proteina morfogenetica ossea di tipo 2). Questa mutazione può portare all'ipertensione arteriosa polmonare familiare (PAH). Gli individui con questa mutazione hanno un rischio maggiore di sviluppare l'IP e i test genetici possono aiutare a identificare i soggetti a rischio all'interno delle famiglie affette. Tuttavia, è importante notare che non tutti coloro che presentano la mutazione BMPR2 svilupperanno l'IP, indicando il coinvolgimento di altri fattori genetici e ambientali.

Condizioni mediche legate al PH

L'ipertensione polmonare può essere secondaria a varie condizioni mediche. Comprendere questi collegamenti è fondamentale per diagnosticare e gestire l'IP in modo efficace. Ecco alcune condizioni chiave associate al PH:

- **1. Malattie del tessuto connettivo:** Le malattie del tessuto connettivo, come la sclerodermia, il lupus eritematoso sistemico e l'artrite reumatoide, sono fattori di rischio significativi per lo sviluppo dell'IP. Queste malattie causano infiammazione e fibrosi dei piccoli vasi sanguigni dei polmoni, con conseguente aumento della pressione arteriosa polmonare.

- **2. Difetti cardiaci congeniti:** Alcuni difetti cardiaci congeniti, come il difetto del setto atriale (ASD), il difetto del setto ventricolare (VSD) e il dotto arterioso pervio (PDA), possono portare all'ipertensione polmonare. Questi difetti causano un flusso sanguigno anomalo tra le camere cardiache, aumentando il carico di lavoro sulle arterie polmonari e portando a pressioni elevate nel tempo.

- **3. Infezione da HIV:** L'ipertensione polmonare associata all'HIV è una complicanza riconosciuta dell'infezione da HIV. Il meccanismo esatto non è completamente compreso, ma si ritiene che coinvolga effetti virali diretti, infiammazione cronica e disregolazione del sistema immunitario. La diagnosi precoce e la terapia antiretrovirale sono essenziali per la gestione di questa forma di IP.

- **4. Malattia del fegato:** Le malattie del fegato, in particolare la cirrosi e l'ipertensione portale, sono legate allo sviluppo dell'ipertensione portopolmonare. Questa condizione si verifica quando l'elevata pressione sanguigna nel sistema venoso portale porta ad un aumento della pressione nelle arterie polmonari. È una complicanza grave che richiede una gestione completa sia della malattia epatica che dell'ipertensione polmonare.

Stile di vita e fattori scatenanti ambientali

I fattori legati allo stile di vita e alle esposizioni ambientali possono contribuire allo sviluppo dell'ipertensione polmonare. Alcuni fattori chiave includono:

- **1. Alta quota**: Vivere ad alta quota può aumentare il rischio di sviluppare PH a causa dei bassi livelli di ossigeno nell'ambiente. Il corpo compensa aumentando la pressione dell'arteria polmonare per migliorare l'apporto di ossigeno, che può portare ad un aumento cronico nei soggetti predisposti.

- **2. Esposizione a farmaci e tossine:** L'esposizione a determinati farmaci e tossine è stata collegata allo sviluppo dell'ipertensione polmonare. Gli esempi includono soppressori dell'appetito (ad esempio fenfluramina e dexfenfluramina), droghe illecite (ad esempio metanfetamine) e alcuni agenti chemioterapici. Queste sostanze possono danneggiare i vasi sanguigni dei polmoni, provocando un aumento della pressione polmonare.

- **3. Fumare:** Il fumo è un fattore di rischio significativo per varie malattie cardiovascolari e respiratorie, inclusa l'ipertensione polmonare. Le sostanze tossiche presenti nel fumo di tabacco possono danneggiare i vasi sanguigni e aumentare il rischio di PH.

Farmaci e tossine

Alcuni farmaci e tossine ambientali sono implicati nello sviluppo dell'ipertensione polmonare. È essenziale riconoscere questi rischi potenziali per prevenire e gestire l'IP in modo efficace.

- **1. Soppressori dell'appetito:** È stato scoperto che alcuni soppressori dell'appetito, in particolare quelli contenenti fenfluramina e dexfenfluramina, aumentano il rischio di sviluppare PH. Questi farmaci furono infine ritirati dal mercato a causa della loro associazione con l'ipertensione polmonare.

- **2. Droghe illecite:** L'uso di droghe illecite, in particolare stimolanti come metanfetamine e cocaina, può portare a grave ipertensione polmonare. Queste sostanze causano danni diretti ai vasi polmonari e aumentano il rischio di sviluppare PH.

- **3. Chemioterapia:** Agenti Alcuni farmaci chemioterapici, come la bleomicina e il busulfano, possono causare danni ai polmoni e aumentare il rischio di ipertensione polmonare. I pazienti sottoposti a chemioterapia devono essere attentamente monitorati per segni di IP, soprattutto se presentano altri fattori di rischio.

L'ipertensione polmonare è una condizione multiforme con una serie di fattori di rischio genetici, medici, legati allo stile di vita e ambientali. Comprendere queste cause è fondamentale per una diagnosi precoce, un trattamento efficace e il miglioramento dei risultati per i pazienti. Riconoscendo i vari fattori che contribuiscono all'IP, gli operatori sanitari possono adattare il proprio approccio alle circostanze specifiche di ciascun paziente, garantendo le migliori strategie di cura e gestione possibili.

Capitolo 4: Opzioni di trattamento

Il trattamento dell'ipertensione polmonare (IP) richiede un approccio globale adattato alla gravità della condizione e alle cause sottostanti. L'obiettivo del trattamento è migliorare i sintomi, migliorare la qualità della vita e rallentare la progressione della malattia. Qui, approfondiamo le varie opzioni di trattamento disponibili per la gestione del PH.

Farmaci

1. Vasodilatatori: I vasodilatatori sono una pietra miliare nel trattamento dell'IP. Aiutano a rilassare e ad allargare i vasi sanguigni, riducendo la pressione all'interno delle arterie polmonari. I tipi chiave di vasodilatatori utilizzati nel PH includono:

- **Prostacicline**: Si tratta di potenti vasodilatatori che inibiscono anche l'aggregazione piastrinica e hanno effetti antiproliferativi. Farmaci come epoprostenolo (Flolan), treprostinil (Remodulin) e iloprost (Ventavis) rientrano in questa categoria. Le prostacicline possono essere somministrate per via endovenosa, sottocutanea, orale o per inalazione, a seconda del farmaco specifico e delle esigenze del paziente.

- **Antagonisti dei recettori dell'endotelina (ERA)**: L'endotelina è una sostanza che provoca la costrizione dei vasi sanguigni. Gli ERA, come il bosentan (Tracleer) e l'ambrisentan (Letairis), bloccano gli effetti dell'endotelina, contribuendo a ridurre la pressione dell'arteria polmonare e a migliorare la capacità di esercizio.

- **Inibitori della fosfodiesterasi-5 (PDE-5).**: Questi farmaci, tra cui il sildenafil (Revatio) e il tadalafil (Adcirca), potenziano l'effetto dell'ossido nitrico, un vasodilatatore naturale, inibendo l'enzima PDE-5. Ciò si traduce in un rilassamento delle arterie polmonari e in un miglioramento del flusso sanguigno.

2. Anticoagulanti: Gli anticoagulanti, come il warfarin, vengono utilizzati per prevenire la formazione di coaguli di sangue, che possono essere particolarmente pericolosi nei pazienti con IP. I coaguli possono ostruire ulteriormente le arterie polmonari già compromesse, esacerbando i sintomi e aumentando il rischio di complicanze. Sono necessari un monitoraggio regolare e un aggiustamento della dose per mantenere l'intervallo terapeutico appropriato e ridurre al minimo il rischio di sanguinamento.

3. Diuretici: I diuretici, o "pillole dell'acqua", aiutano a ridurre la ritenzione di liquidi e a diminuire il volume di sangue che il cuore deve pompare. Questo può alleviare sintomi come gonfiore alle gambe (edema) e aiutare a gestire il carico di lavoro sul cuore. I diuretici comuni utilizzati nel trattamento dell'IP includono furosemide (Lasix) e spironolattone (Aldactone).

4. Ossigenoterapia: L'ossigenoterapia viene spesso prescritta ai pazienti con IP, soprattutto a quelli che hanno bassi livelli di ossigeno nel sangue. L'ossigeno supplementare può aiutare a migliorare l'ossigenazione, ridurre la mancanza di respiro e aumentare la tolleranza all'esercizio. È particolarmente vantaggioso per i pazienti che vivono ad alta quota o per quelli con malattie polmonari concomitanti.

Cambiamenti nello stile di vita

1. Raccomandazioni su dieta ed esercizio fisico: Una dieta equilibrata e un esercizio fisico regolare sono componenti importanti per la gestione del PH. I pazienti dovrebbero concentrarsi su una dieta ricca di frutta, verdura, cereali integrali, proteine magre e grassi sani, limitando al contempo l'assunzione di sale per ridurre la ritenzione di liquidi. I programmi di esercizi dovrebbero essere adattati alle capacità e ai limiti di ciascun individuo. I programmi di riabilitazione polmonare, supervisionati da operatori sanitari, possono fornire regimi di esercizio sicuri ed efficaci per migliorare la forma cardiovascolare e il benessere generale.

2. Gestire lo stress e la fatica: Lo stress e l'affaticamento possono avere un impatto significativo sulla qualità della vita dei pazienti con IP. Tecniche come consapevolezza, meditazione ed esercizi di rilassamento possono aiutare a gestire lo stress. Anche il riposo e il sonno adeguati sono cruciali. I pazienti dovrebbero ascoltare il proprio corpo ed evitare sforzi eccessivi, bilanciando l'attività con periodi di riposo per risparmiare energia e ridurre l'affaticamento.

Terapie avanzate

1. Opzioni chirurgiche: Per i pazienti che non rispondono adeguatamente ai farmaci e ad altre terapie, possono essere prese in considerazione le opzioni chirurgiche. Una di queste procedure è la settostomia atriale, che prevede la creazione di un piccolo foro tra le camere superiori del cuore (atri) per ridurre la pressione sul lato destro del cuore e migliorare l'ossigenazione. Questa procedura è generalmente riservata ai casi gravi e può fornire sollievo sintomatico.

2. Trapianti di polmone o cuore-polmone: Negli stadi avanzati dell'IP, quando altri trattamenti hanno fallito, può essere necessario il trapianto di polmone o il trapianto cuore-polmone. Queste procedure sono complesse e comportano la sostituzione dei polmoni malati o sia del cuore che dei polmoni con organi donatori sani. Il trapianto può migliorare significativamente la sopravvivenza e la qualità della vita, ma richiede un'attenta selezione dei pazienti, un'immunosoppressione a lungo termine e un'intensa terapia postoperatoria.

La gestione dell'ipertensione polmonare comporta un approccio articolato che comprende farmaci, modifiche dello stile di vita e terapie avanzate. La diagnosi e l'intervento precoci sono fondamentali per rallentare la progressione della malattia e migliorare i risultati dei pazienti.

Comprendendo la gamma di opzioni terapeutiche disponibili, gli operatori sanitari possono sviluppare piani di cura personalizzati che rispondono alle esigenze specifiche di ciascun paziente. Attraverso una combinazione di gestione medica, cambiamenti dello stile di vita e, quando necessario, interventi chirurgici, i pazienti affetti da IP possono ottenere un migliore controllo dei sintomi e una migliore qualità della vita.

Capitolo 5: Gestione degli effetti collaterali dei farmaci

Gestire gli effetti collaterali dei farmaci è un aspetto cruciale del trattamento dell'ipertensione polmonare (IP). Comprendere i potenziali effetti collaterali aiuta sia i pazienti che gli operatori sanitari a ottimizzare i piani di trattamento e a migliorare il benessere generale del paziente. Qui discuteremo gli effetti collaterali comuni associati alle diverse classi di farmaci utilizzati per trattare l'IP e le strategie per gestirli in modo efficace.

Effetti collaterali comuni per classe di farmaci

1. Vasodilatatori

I vasodilatatori sono essenziali nella gestione del PH poiché aiutano a dilatare le arterie polmonari e a ridurre la pressione. Tuttavia, questi farmaci possono avere una serie di effetti collaterali:

- **Mal di testa**: Uno degli effetti collaterali più comuni dei vasodilatatori è il mal di testa. Ciò si verifica a causa della dilatazione dei vasi sanguigni nel cervello. I pazienti possono gestire il mal di testa con antidolorifici da banco come paracetamolo o ibuprofene, sotto la guida del proprio medico.

- **Lavaggio**: Il rossore, ovvero un aspetto caldo e arrossato della pelle, colpisce spesso il viso e il collo. Generalmente è un effetto collaterale benigno ma può essere scomodo. Si consiglia ai pazienti di evitare fattori scatenanti come bevande calde, cibi piccanti e alcol, che possono esacerbare il rossore.

- **Dolore alla mascella**: Alcuni analoghi della prostaciclina, come il treprostinil, possono causare dolore alla mandibola, in particolare durante la masticazione. Questo effetto collaterale è generalmente lieve e tende a migliorare con il tempo. Se il dolore alla mandibola persiste, potrebbe essere necessario aggiustare il dosaggio o passare a un farmaco alternativo.

2. Anticoagulanti

Gli anticoagulanti sono usati per prevenire la formazione di coaguli di sangue nei pazienti con IP. Sebbene efficaci, possono aumentare il rischio di sanguinamento:

- **Rischi di sanguinamento**: La preoccupazione principale con gli anticoagulanti è l'aumento del rischio di sanguinamento, che può variare da lieve (come lividi) a grave (come sanguinamento gastrointestinale o ictus emorragico). I pazienti devono essere istruiti a riconoscere i segni di sanguinamento, inclusi lividi insoliti, sanguinamento prolungato da tagli, sangue nelle urine o nelle feci e forti mal di testa. Il monitoraggio regolare dei parametri della coagulazione del sangue (ad esempio, INR per i pazienti in terapia con warfarin) è essenziale per garantire che il farmaco rientri nell'intervallo terapeutico.

3. Diuretici

I diuretici aiutano a ridurre l'accumulo di liquidi e a diminuire il carico di lavoro sul cuore. Tuttavia, possono portare a disidratazione e squilibri elettrolitici:

- **Disidratazione**: I diuretici aumentano la produzione di urina, il che può portare alla disidratazione se l'assunzione di liquidi non viene mantenuta adeguatamente. I pazienti devono essere incoraggiati a bere liquidi sufficienti e monitorare eventuali segni di disidratazione, come secchezza delle fauci, vertigini e diminuzione della produzione di urina.

- **Squilibrio elettrolitico**: I diuretici possono causare squilibri elettrolitici, in particolare potassio e sodio. Bassi livelli di potassio (ipokaliemia) possono causare crampi muscolari, debolezza e disturbi del ritmo cardiaco. I pazienti potrebbero aver bisogno di assumere integratori di potassio o consumare cibi ricchi di potassio come banane, arance e spinaci. Sono necessari esami del sangue regolari per monitorare e regolare i livelli di elettroliti.

4. Ossigenoterapia

L'ossigenoterapia viene spesso utilizzata per migliorare i livelli di ossigeno nel sangue nei pazienti con ipertensione arteriosa. Sebbene generalmente sicuro, può avere effetti collaterali:

- **Secchezza nasale:** L'uso prolungato dell'ossigenoterapia può causare secchezza e irritazione nasale. I pazienti possono utilizzare un umidificatore o spray salini nasali per mantenere umidi i passaggi nasali. È inoltre importante assicurarsi che il dispositivo di erogazione dell'ossigeno sia della misura corretta e non causi disagio.

- **Irritazione cutanea:** Le maschere di ossigeno o le cannule nasali possono causare irritazioni alla pelle o piaghe da decubito, in particolare attorno alle orecchie e al naso. Pulire regolarmente la pelle e regolare l'aderenza del dispositivo può aiutare a prevenire questi problemi. Anche l'uso di coperture imbottite per la cannula nasale può fornire un ulteriore comfort.

La gestione degli effetti collaterali dei farmaci per l'ipertensione polmonare è una componente fondamentale della cura del paziente. Comprendendo gli effetti collaterali comuni associati a ciascuna classe di farmaci e implementando strategie per gestirli, gli operatori sanitari possono contribuire a migliorare l'aderenza dei pazienti al trattamento e la qualità complessiva della vita. Una comunicazione regolare tra i pazienti e il loro team sanitario è essenziale per affrontare eventuali preoccupazioni e apportare le modifiche necessarie al piano di trattamento. Attraverso la gestione proattiva degli effetti collaterali dei farmaci, i pazienti affetti da IP possono ottenere un migliore controllo dei sintomi e godere di un livello di benessere più elevato.

Strategie per gestire gli effetti collaterali

La gestione degli effetti collaterali dei farmaci utilizzati per trattare l'ipertensione polmonare (PH) richiede un approccio articolato. Lavorando a stretto contatto con gli operatori sanitari, adattando i piani di trattamento secondo necessità e utilizzando terapie complementari quando appropriato, i pazienti possono gestire efficacemente gli effetti collaterali e mantenere la loro qualità di vita. Ecco una guida completa su come raggiungere questo obiettivo.

Lavorare con il tuo team sanitario
Un approccio collaborativo con il team sanitario è essenziale per gestire gli effetti collaterali dei farmaci. Una comunicazione efficace e follow-up regolari possono aiutare a garantire che eventuali problemi vengano risolti tempestivamente. Ecco come puoi collaborare con il tuo team sanitario:

- **Appuntamenti regolari**: Pianifica appuntamenti regolari con il tuo medico per monitorare le tue condizioni e discutere eventuali effetti collaterali che riscontri. Mantenere una linea di comunicazione aperta consente adeguamenti tempestivi al piano di trattamento.

- **Segnalazione dettagliata dei sintomi**: Sii specifico nel segnalare gli effetti collaterali. Descrivere l'esordio, la durata e la gravità dei sintomi. Queste informazioni dettagliate aiutano il tuo medico a comprendere l'impatto del farmaco e a determinare la migliore linea d'azione.

- **Aderenza al piano di trattamento**: Seguire il piano di trattamento come prescritto. Non modificare o interrompere i farmaci senza consultare il tuo medico, poiché ciò può portare a effetti avversi e peggiorare la tua condizione.

Regolazione della tempistica o dei dosaggi dei farmaci

A volte, gli effetti collaterali possono essere gestiti modificando i tempi o il dosaggio dei farmaci. Ecco alcune strategie:

- **Aggiustamenti dei tempi**: L'assunzione di farmaci in diversi momenti della giornata può aiutare a ridurre al minimo gli effetti collaterali. Ad esempio, l'assunzione di vasodilatatori durante la notte potrebbe ridurre l'impatto del mal di testa e delle vampate di calore durante le attività diurne. Discuti con il tuo medico i tempi migliori per assumere i farmaci in base alla tua routine quotidiana e ai modelli di effetti collaterali.

- **Modifiche del dosaggio**: L'aggiustamento del dosaggio a volte può ridurre gli effetti collaterali pur fornendo benefici terapeutici. Il tuo medico potrebbe iniziare con una dose più bassa e aumentarla gradualmente per trovare l'equilibrio ottimale tra efficacia e tollerabilità. Non modificare mai il dosaggio senza il consiglio del medico.

Utilizzo di terapie complementari (quando appropriato)
Terapie complementari possono essere utilizzate insieme ai trattamenti convenzionali per aiutare a gestire gli effetti collaterali. È importante discutere eventuali terapie complementari con il tuo medico per garantire che siano sicure e appropriate per la tua condizione. Alcuni potenziali approcci complementari includono:

- **Terapia fisica**: L'impegno nella terapia fisica può aiutare a migliorare la forma fisica generale, ridurre l'affaticamento e gestire il dolore muscolare e articolare associato all'IP e ai suoi trattamenti.

- **Supporto nutrizionale**: Un dietista registrato può fornire indicazioni sui cambiamenti dietetici che possono alleviare gli effetti collaterali come nausea o squilibri elettrolitici causati dai diuretici. Garantire una corretta alimentazione favorisce la salute generale e può mitigare alcuni problemi legati ai farmaci.

- **Tecniche di consapevolezza e rilassamento**: Tecniche come lo yoga, la meditazione e gli esercizi di respirazione profonda possono aiutare a gestire lo stress e l'ansia, che possono essere esacerbati dagli effetti collaterali dei farmaci. Queste pratiche promuovono il rilassamento e il benessere generale.

Quando rivolgersi al medico

Sapere quando rivolgersi al medico è fondamentale per gestire efficacemente gli effetti collaterali. Alcuni effetti collaterali possono essere gestiti a casa, mentre altri richiedono un intervento medico tempestivo. Ecco alcune linee guida:

- **Effetti collaterali gravi**: Se si verificano effetti collaterali gravi come intenso dolore toracico, significativa mancanza di respiro, gonfiore alle estremità o segni di una reazione allergica (ad esempio eruzione cutanea, prurito, gonfiore, forti vertigini, difficoltà respiratorie), rivolgersi immediatamente a un medico.

- **Effetti collaterali persistenti:** Se gli effetti collaterali persistono nonostante le strategie di gestione domiciliare, è importante contattare il proprio medico. Sintomi persistenti possono indicare la necessità di un aggiustamento del trattamento o di una terapia alternativa.

- **Sanguinamento:** Per i pazienti che assumono anticoagulanti, qualsiasi segno di sanguinamento insolito (ad esempio, sanguinamento prolungato da tagli, sangue nelle urine o nelle feci, sanguinamento mestruale abbondante) deve richiedere una consultazione medica immediata. Questi sintomi potrebbero significare che il dosaggio dell'anticoagulante deve essere aggiustato.

- **Squilibrio elettrolitico:** Segni di squilibrio elettrolitico, come forti crampi muscolari, debolezza, battito cardiaco irregolare o confusione, richiedono una tempestiva valutazione medica. Gli esami del sangue regolari sono essenziali per monitorare i livelli di elettroliti e prevenire complicazioni.

La gestione efficace degli effetti collaterali dei farmaci nell'ipertensione polmonare implica un approccio proattivo e collaborativo. Lavorando a stretto contatto con gli operatori sanitari, apportando le opportune modifiche ai tempi e ai dosaggi dei farmaci e considerando terapie complementari, i pazienti possono mitigare gli effetti collaterali e migliorare la qualità della vita. Capire quando rivolgersi al medico garantisce che eventuali problemi gravi vengano affrontati tempestivamente, contribuendo a mantenere una salute ottimale e l'efficacia del trattamento. Attraverso queste strategie, i pazienti possono affrontare le complessità del loro regime terapeutico con fiducia e supporto.

Capitolo 6: Gestione dell'ipertensione polmonare

Automonitoraggio e monitoraggio dei progressi

Una gestione efficace dell'ipertensione polmonare (IP) richiede non solo l'adesione ai trattamenti prescritti, ma anche un attivo automonitoraggio e il monitoraggio dei progressi. Tenendo d'occhio la propria condizione, i pazienti possono rilevare i primi segni di peggioramento dei sintomi e prendere decisioni informate sulla propria salute. Ecco le strategie e gli strumenti chiave per aiutare i pazienti ad automonitorarsi e monitorare i propri progressi in modo completo.

1. Registro giornaliero dei sintomi

Mantenere un registro giornaliero dei sintomi può aiutare i pazienti e gli operatori sanitari a identificare modelli e rilevare eventuali cambiamenti nella condizione. Aspetti importanti da notare includono:

- **Mancanza di respiro**: registra la frequenza e la gravità della mancanza di respiro. Annota tutte le attività che lo innescano o lo esacerbano.

- **Fatica**: Monitora i livelli di energia durante il giorno. Descrivere l'impatto della fatica sulle attività quotidiane e le eventuali variazioni nella sua intensità.

- **Dolore al petto**: documentare eventuali episodi di dolore toracico, inclusa la natura, la durata e qualsiasi fattore che sembri alleviare o peggiorare il dolore.

- **Rigonfiamento:** Tieni traccia di eventuali gonfiori alle gambe, alle caviglie o all'addome. Prendi nota dell'ora del giorno in cui il gonfiore è più pronunciato e degli eventuali fattori che lo influenzano.

2. Monitoraggio dell'attività fisica

L'attività fisica regolare è benefica per i pazienti con ipertensione arteriosa, ma è fondamentale monitorare il modo in cui il corpo risponde all'esercizio. Utilizza un fitness tracker o un semplice diario per registrare:

- **Tipo e durata dell'esercizio:** Registra il tipo di attività fisica svolta (ad esempio, camminare, andare in bicicletta, yoga) e la durata di ciascuna sessione.

- **Livelli di intensità:** Nota l'intensità dell'esercizio, se è leggero, moderato o vigoroso, e il modo in cui il corpo risponde durante e dopo l'attività.

- **Sintomi durante l'esercizio**: documentare eventuali sintomi riscontrati durante l'attività fisica, come mancanza di respiro, dolore toracico o vertigini.

3. Aderenza ai farmaci ed effetti collaterali

L'adesione al regime terapeutico prescritto è vitale per la gestione del PH. Tenere un diario dei farmaci può aiutare a garantire un uso coerente e identificare eventuali effetti collaterali:

- **Programma dei farmaci:** Registra l'ora e il dosaggio di ciascun farmaco assunto. Utilizza promemoria o allarmi per rimanere aggiornato.

- **Effetti collaterali:** Monitorare e documentare eventuali effetti collaterali riscontrati. Prendere nota della gravità, della durata e delle eventuali azioni intraprese per gestirli.

4. Monitoraggio dei segni vitali

Il monitoraggio regolare dei segni vitali può fornire preziose informazioni sullo stato del PH:

- **Pressione sanguigna:** Misurare e registrare quotidianamente la pressione arteriosa, concentrandosi in particolare sui valori della pressione arteriosa polmonare, se disponibili.

- **Frequenza cardiaca**: monitora la frequenza cardiaca a riposo e qualsiasi cambiamento significativo durante l'attività fisica.

- **Saturazione di ossigeno**: utilizzare un pulsossimetro per misurare e registrare i livelli di saturazione dell'ossigeno. Nota eventuali cali di livello, soprattutto durante le attività o il sonno.

5. Controlli sanitari regolari

Follow-up regolari con gli operatori sanitari sono fondamentali per la valutazione e la gestione continua dell'IP:

- **Appuntamenti programmati:** Tieni traccia e partecipa a tutti gli appuntamenti programmati con pneumologi, cardiologi e altri specialisti coinvolti nelle cure.

- **Test diagnostici**: Sottoporsi ai test diagnostici raccomandati, come ecocardiogrammi, test del cammino di sei minuti e cateterizzazioni del cuore destro, per monitorare la progressione della malattia.

- **Test di laboratorio:** Esami del sangue regolari possono aiutare a monitorare i livelli di elettroliti, la funzionalità renale e altri parametri vitali che possono essere influenzati dai farmaci per il PH.

6. Strumenti e applicazioni digitali

Esistono vari strumenti digitali e applicazioni mobili progettati per aiutare i pazienti con condizioni croniche come l'IP:

- **App per la salute:** Utilizza le app sanitarie per monitorare sintomi, farmaci e segni vitali. Queste app possono fornire promemoria e generare report che possono essere condivisi con gli operatori sanitari.

- **Dispositivi indossabili:** I dispositivi indossabili, come i fitness tracker e gli smartwatch, possono monitorare continuamente la frequenza cardiaca, l'attività fisica e i ritmi del sonno, fornendo dati in tempo reale per la gestione del PH.

7. Reti di supporto
Il coinvolgimento delle reti di supporto può fornire assistenza emotiva e pratica:

- **Gruppi di supporto ai pazienti:** Unisciti a gruppi di supporto, online o di persona, per entrare in contatto con altri che hanno la PH. Condividere esperienze e suggerimenti può fornire preziosi spunti e incoraggiamento.

- **Famiglia e amici:** Coinvolgere la famiglia e gli amici nel piano di gestione. Possono offrire supporto, aiuto nel monitoraggio e accompagnare i pazienti alle visite mediche.

L'automonitoraggio e il monitoraggio dei progressi sono componenti essenziali della gestione dell'ipertensione polmonare. Registrando diligentemente sintomi, attività fisica, aderenza ai farmaci e segni vitali, i pazienti possono acquisire una migliore comprensione della propria condizione e lavorare a stretto contatto con il proprio team sanitario per ottimizzare il trattamento. L'utilizzo di strumenti digitali e la ricerca del sostegno dei propri cari e delle comunità di pazienti migliora ulteriormente la gestione dell'IP. Con un approccio proattivo, i pazienti possono monitorare efficacemente la propria salute, rilevare i primi segni di deterioramento e mantenere una qualità di vita più elevata.

Strategie di coping per i pazienti

Gestire la salute emotiva

Affrontare una condizione cronica come l'ipertensione polmonare (PH) può essere emotivamente impegnativo. È importante che i pazienti affrontino il proprio benessere emotivo come parte della gestione complessiva della salute. Ecco alcune strategie per aiutare a gestire la salute emotiva in modo efficace:

1. Riconosci i tuoi sentimenti: è normale provare un'ampia gamma di emozioni, tra cui paura, ansia, tristezza e frustrazione. Riconoscere questi sentimenti è il primo passo per gestirli. Negare o reprimere le emozioni può portare ad un aumento dello stress e a problemi di salute mentale.

2. Cerca supporto professionale: Considera l'idea di parlare con un professionista della salute mentale, come uno psicologo o un consulente, che può fornire supporto e strategie di coping. La terapia cognitivo-comportamentale (CBT) può essere particolarmente utile nella gestione dell'ansia e della depressione modificando modelli di pensiero e comportamenti negativi.

3. Rimani connesso: Mantenere le connessioni sociali è fondamentale per il benessere emotivo. La comunicazione regolare con la famiglia e gli amici fornisce supporto emotivo e riduce il senso di isolamento. I gruppi di supporto, sia online che di persona, consentono ai pazienti di condividere esperienze e ottenere approfondimenti da altri che affrontano sfide simili.

4. Praticare tecniche di consapevolezza e rilassamento: Le pratiche di consapevolezza, come la meditazione, lo yoga e gli esercizi di respirazione profonda, possono aiutare a ridurre lo stress e migliorare la salute emotiva. Queste tecniche promuovono il rilassamento e possono essere integrate nella routine quotidiana per aiutare a gestire l'ansia e migliorare il benessere generale.

5. Stabilisci obiettivi realistici: Stabilire obiettivi realistici e raggiungibili può fornire un senso di scopo e di realizzazione. Suddividi le attività più grandi in passaggi più piccoli e gestibili e celebra i tuoi progressi. Questo approccio aiuta a mantenere la motivazione e una prospettiva positiva.

6. Impegnarsi in attività divertenti: Partecipare ad hobby e attività che portano gioia e relax. Che si tratti di leggere, fare giardinaggio, dipingere o ascoltare musica, impegnarsi in attività che ti piacciono può fornire una distrazione dai problemi di salute e migliorare il benessere emotivo.

Superare le sfide quotidiane

Convivere con l'ipertensione polmonare presenta sfide quotidiane, ma con le giuste strategie i pazienti possono condurre una vita appagante. Ecco alcuni suggerimenti per superare queste sfide:

1. Conservazione dell'energia: La fatica è un sintomo comune del PH, quindi conservare l'energia è fondamentale. Pianifica la tua giornata per bilanciare le attività con i periodi di riposo. Dare priorità ai compiti e concentrarsi sul completamento delle attività essenziali. Utilizzare attrezzature e tecniche adattive per ridurre lo sforzo fisico, come utilizzare una sedia per la doccia o preparare i pasti stando seduti.

2. Nutrizione e idratazione: Mantenere una dieta equilibrata per sostenere la salute generale. Concentrati sugli alimenti ricchi di nutrienti, tra cui frutta, verdura, proteine magre e cereali integrali. Limitare l'assunzione di sale per ridurre la ritenzione di liquidi. Rimanere idratati è importante, ma i pazienti che assumono diuretici dovrebbero seguire le raccomandazioni del proprio medico sull'assunzione di liquidi.

3. Aderenza al piano di trattamento: Il rigoroso rispetto dei farmaci e dei trattamenti prescritti è essenziale per la gestione dell'IP. Utilizza organizzatori di farmaci, allarmi o app mobili per ricordare le dosi. Follow-up regolari con gli operatori sanitari garantiscono che il piano di trattamento sia efficace e consenta adeguamenti tempestivi.

4. Attività fisica: Impegnarsi in un'attività fisica adeguata può migliorare la forma cardiovascolare e il benessere generale. Collabora con il tuo medico per sviluppare un piano di esercizi sicuro e su misura. I programmi di riabilitazione polmonare offrono esercizi supervisionati e formazione per aiutare a gestire l'IP in modo efficace.

5. Gestione dei sintomi: Imparare a riconoscere i primi segni di esacerbazione dei sintomi e ad adottare misure proattive per gestirli. Ad esempio, se noti un aumento della mancanza di respiro, solleva le gambe per ridurre il gonfiore o usa l'ossigenoterapia prescritta. Tieni un diario dei sintomi per tenere traccia dei modelli e discuterli con il tuo medico.

6. Adattamenti pratici: Apporta adattamenti pratici al tuo ambiente di vita per ridurre lo sforzo fisico e aumentare la sicurezza. Disporre gli oggetti di uso frequente a portata di mano e prendere in considerazione l'installazione di corrimano o maniglioni nel bagno. Questi cambiamenti possono aiutare a ridurre al minimo lo sforzo fisico e prevenire gli incidenti.

7. Educazione e patrocinio: Informati sull'ipertensione polmonare e rimani informato sui nuovi trattamenti e sulle strategie di gestione. Essere informati ti consente di prendere decisioni informate sulla tua salute. Sostieni le tue esigenze comunicando apertamente con il tuo team sanitario e cercando una seconda opinione, se necessario.

La gestione efficace dell'ipertensione polmonare richiede un approccio olistico che affronti sia la salute fisica che quella emotiva. Impiegando strategie per gestire il benessere emotivo e superare le sfide quotidiane, i pazienti possono migliorare la loro qualità di vita. Costruire una rete di supporto, rimanere informati sulla propria condizione e apportare adattamenti pratici alla routine quotidiana sono componenti chiave di una gestione di successo. Con un approccio proattivo e globale, i pazienti affetti da IP possono condurre una vita appagante nonostante le sfide poste dalla loro condizione.

Supporto al caregiver

Prendersi cura di qualcuno che soffre di ipertensione polmonare (PH) può essere incredibilmente gratificante, ma comporta anche una serie di sfide. Comprendere il ruolo del caregiver e trovare un equilibrio tra assistenza e vita personale è essenziale per il benessere sia del paziente che del caregiver.

Comprendere il ruolo del caregiver

1. Supporto emotivo: Gli operatori sanitari forniscono un supporto emotivo fondamentale ai pazienti con IP. Ciò implica essere un ascoltatore compassionevole, offrire incoraggiamento e aiutare ad alleviare il carico emotivo di convivere con una malattia cronica. Essere empatici e pazienti può avere un impatto significativo sul benessere mentale ed emotivo del paziente.

2. Assistenza fisica: Molti pazienti con ipertensione arteriosa necessitano di assistenza nelle attività quotidiane a causa della stanchezza e di altri sintomi. Gli operatori sanitari spesso aiutano in compiti come lavarsi, vestirsi, cucinare e muoversi. Questo supporto fisico aiuta i pazienti a mantenere l'indipendenza e a gestire i sintomi in modo più efficace.

3. Gestione dei farmaci: La gestione di un regime terapeutico complesso è una responsabilità fondamentale dei caregiver. Ciò include garantire che i farmaci vengano assunti nei tempi previsti, gestire gli effetti collaterali e tenere traccia delle prescrizioni. I caregiver potrebbero anche aver bisogno di comunicare con gli operatori sanitari per garantire che il piano di trattamento venga seguito correttamente.

4. Monitoraggio dei sintomi: Gli operatori sanitari svolgono un ruolo fondamentale nel monitorare i sintomi del paziente e nel riconoscere i segni di peggioramento. Tenere un registro quotidiano dei sintomi, dei cambiamenti nelle condizioni fisiche e delle risposte al trattamento può fornire informazioni preziose agli operatori sanitari, consentendo adeguamenti tempestivi al piano di trattamento.

5. Coordinare l'assistenza sanitaria: Coordinare gli appuntamenti sanitari e gestire la comunicazione con i vari operatori sanitari è un altro aspetto importante del ruolo del caregiver. Ciò include la pianificazione degli appuntamenti, la fornitura del trasporto e la garanzia che tutti i membri del team sanitario siano informati sulle condizioni del paziente e sui progressi del trattamento.

6. Patrocinio: Gli operatori sanitari spesso agiscono come difensori del paziente, garantendo che i suoi bisogni e preferenze siano rispettati in tutti gli aspetti della cura. Ciò implica comprendere i diritti del paziente, orientarsi nei sistemi sanitari e sostenere le migliori cure e risorse possibili.

Bilanciare la cura con la vita personale

1. Cura di sé: Prendersi cura di sé è fondamentale per i caregiver. Ciò include riposarsi a sufficienza, seguire una dieta equilibrata, fare esercizio fisico regolarmente e dedicare tempo al relax e ad attività che portano gioia. La cura di sé aiuta a prevenire il burnout e garantisce che gli operatori sanitari abbiano la resistenza fisica ed emotiva necessaria per fornire cure efficaci.

2. Impostazione dei confini: È essenziale stabilire confini chiari tra i compiti di assistenza e la vita personale. Ciò significa riservare tempi specifici per le attività personali e non permettere che le responsabilità di assistenza mettano in ombra tutti gli altri aspetti della vita. È importante comunicare questi confini con il paziente e gli altri membri della famiglia per garantire comprensione e rispetto reciproci.

3. Cercare supporto: I caregiver non dovrebbero esitare a chiedere sostegno ad amici, familiari e gruppi di supporto. Condividere le esperienze con altri caregiver può fornire preziosi spunti e supporto emotivo. La consulenza professionale può anche essere utile nella gestione delle sfide emotive del caregiving.

4. Assistenza di sollievo: L'utilizzo dei servizi di assistenza di sollievo può fornire agli operatori sanitari un sollievo temporaneo dai loro compiti, concedendo loro il tempo di riposarsi e ricaricarsi. Ciò può comportare l'assunzione di operatori sanitari professionisti, l'utilizzo di centri diurni per adulti o il ricorso all'aiuto di amici e familiari.

5. Gestione del tempo: Abilità efficaci di gestione del tempo sono essenziali per bilanciare l'assistenza con la vita personale. Gli operatori sanitari possono utilizzare strumenti come calendari, elenchi di cose da fare e app di promemoria per organizzare le attività e garantire che sia le responsabilità di assistenza che le attività personali siano gestite in modo efficiente.

6. Comunicazione aperta: Mantenere una comunicazione aperta e onesta con il paziente e gli altri membri della famiglia è fondamentale. Discutere le sfide e condividere le responsabilità dell'assistenza può aiutare a distribuire il carico di lavoro e ridurre lo stress. È importante esprimere chiaramente i propri bisogni e i propri limiti per evitare di sentirsi sopraffatti.

7. Pianificazione finanziaria: L'assistenza può avere implicazioni finanziarie, quindi pianificare in anticipo è importante. Comprendere i costi associati all'assistenza, esplorare le opzioni assicurative e cercare consulenza finanziaria può aiutare a gestire l'impatto economico. I caregiver possono anche avere diritto a sostegno finanziario o benefici, che possono alleviare alcuni degli oneri finanziari.

Il ruolo di chi si prende cura di una persona affetta da ipertensione polmonare è multiforme e richiede un equilibrio tra compassione, organizzazione e cura di sé. Comprendendo la portata delle loro responsabilità e implementando strategie per bilanciare l'assistenza con la vita personale, i caregiver possono fornire il miglior supporto possibile ai propri cari mantenendo il proprio benessere. Cercare regolarmente supporto, stabilire dei limiti e dare priorità alla cura di sé sono pratiche essenziali per sostenere la salute e l'efficacia del caregiver. Attraverso questi sforzi, gli operatori sanitari non solo migliorano la qualità della vita del paziente, ma ne garantiscono anche la resilienza e la realizzazione.

Capitolo 7: Vivere bene con l'ipertensione polmonare

Linee guida per l'esercizio e l'attività fisica

Impegnarsi in un'attività fisica regolare è benefico per i pazienti con ipertensione polmonare (PH), poiché può migliorare la forma cardiovascolare, la forza muscolare e il benessere generale. Tuttavia, è fondamentale affrontare l'esercizio con cautela e seguire linee guida specifiche per garantire sicurezza ed efficacia.

1. Consultazione con gli operatori sanitari

Prima di iniziare qualsiasi programma di esercizi, i pazienti affetti da IP devono consultare il proprio medico o uno specialista in riabilitazione polmonare. Dovrebbe essere sviluppato un piano di esercizi personalizzato in base alle condizioni specifiche, alle capacità e all'anamnesi medica del paziente. Questo piano dovrebbe prendere in considerazione la gravità della malattia, il livello di forma fisica attuale ed eventuali comorbilità.

2. Principi di esercizio per i pazienti con ipertensione arteriosa

- **Inizia lentamente:** Iniziare con esercizi a bassa intensità e aumentare gradualmente la durata e l'intensità in base alla tolleranza. L'obiettivo è sviluppare la resistenza senza causare stress eccessivo al cuore e ai polmoni.

- **Monitorare i sintomi:** prestare molta attenzione a eventuali sintomi che si manifestano durante l'esercizio, come mancanza di respiro, dolore al petto, vertigini o affaticamento. Se si verifica uno di questi sintomi, interrompere immediatamente l'attività fisica e, se necessario, consultare un medico.

- **Riscaldamento e raffreddamento:** Includere sempre un periodo di riscaldamento con stretching delicato e attività a bassa intensità per preparare il corpo all'esercizio. Allo stesso modo, un periodo di defaticamento aiuta a riportare gradualmente la frequenza cardiaca e la pressione sanguigna ai livelli di riposo.

- **Stimolazione e riposo:** Incorporare periodi di riposo regolari per evitare sforzi eccessivi. Le attività di ritmo possono aiutare a gestire i livelli di energia e prevenire l'affaticamento.

- **Idratazione:** Mantieniti idratato bevendo molta acqua prima, durante e dopo l'attività fisica. La disidratazione può aumentare lo sforzo sul sistema cardiovascolare.

3. Tipi di esercizi

Ecco alcuni tipi di esercizi che sono generalmente sicuri e benefici per i pazienti con ipertensione:

1. Esercizi aerobici:

- **A piedi**: Camminare è una delle forme di esercizio aerobico più sicure e accessibili. Inizia con brevi distanze e un ritmo confortevole, aumentando gradualmente la durata e la velocità man mano che la resistenza migliora.

- **Ciclismo:** Il ciclismo stazionario può fornire un buon allenamento cardiovascolare consentendo ai pazienti di controllare l'intensità. Assicurarsi che il livello di resistenza sia da basso a moderato.

- **Nuoto:** Il nuoto e l'aerobica in acqua sono ottimi esercizi a basso impatto che apportano benefici cardiovascolari senza sovraccaricare le articolazioni.

2. Allenamento della forza:

- **Bande di resistenza**: utilizzare fasce di resistenza leggere per eseguire esercizi che rafforzano i principali gruppi muscolari. Concentrati su movimenti controllati ed evita di trattenere il respiro durante gli esercizi.

- **Esercizi a corpo libero:** Semplici esercizi a corpo libero come squat, affondi e flessioni modificate possono aiutare a migliorare la forza muscolare. Esegui questi esercizi lentamente e con una buona forma per evitare infortuni.

3. Flessibilità ed equilibrio:

- **Allungamento:** Esercizi di stretching delicati aiutano a mantenere la flessibilità e a prevenire la rigidità muscolare. Concentrati sui principali gruppi muscolari e mantieni ogni allungamento per 15-30 secondi.

- **Yoga e Tai Chi:** Queste attività promuovono flessibilità, equilibrio e rilassamento. Scegli lezioni o routine specificamente progettate per le persone con patologie croniche.

4. Esempio di routine di esercizi
Ecco un esempio di routine di esercizi per una settimana, adatta a un principiante con PH:

Lunedì:
- Riscaldamento: 5 minuti di camminata dolce
- Esercizio aerobico: 15 minuti di camminata ad un ritmo confortevole
- Defaticamento: 5 minuti di stretching

Martedì:
- Riscaldamento: 5 minuti di camminata dolce
- Allenamento della forza:
- 2 serie da 10 squat
- 2 serie da 10 flessioni modificate
- 2 serie da 10 curl per bicipiti con fasce di resistenza
- Defaticamento: 5 minuti di stretching

Mercoledì:
- Riscaldamento: 5 minuti di camminata dolce
- Esercizio aerobico: 20 minuti di ciclismo stazionario a ritmo moderato
- Defaticamento: 5 minuti di stretching

Giovedì:
- Riscaldamento: 5 minuti di camminata dolce
- Flessibilità ed equilibrio: 20 minuti di yoga o Tai Chi
- Defaticamento: 5 minuti di stretching

Venerdì:
- Riscaldamento: 5 minuti di camminata dolce
- Allenamento della forza:
- 2 serie da 10 affondi
- 2 set da 10 file di fasce di resistenza
- 2 serie da 10 sollevamenti delle gambe
- Defaticamento: 5 minuti di stretching

Sabato:
- Riscaldamento: 5 minuti di camminata dolce
- Esercizio aerobico: 15-20 minuti di nuoto o acquagym

- Defaticamento: 5 minuti di stretching

Domenica:
- Giorno di riposo

L'esercizio fisico è una componente vitale per vivere bene con l'ipertensione polmonare. Seguendo linee guida di esercizio personalizzate e incorporando attività appropriate nella routine quotidiana, i pazienti possono migliorare la propria salute fisica e la qualità generale della vita. È essenziale lavorare a stretto contatto con gli operatori sanitari per sviluppare un piano di esercizi sicuro ed efficace e monitorare attentamente i sintomi durante l'attività fisica. Attraverso pratiche di esercizio coerenti e consapevoli, i pazienti affetti da IP possono ottenere una migliore gestione dei sintomi e godere di una vita più attiva e appagante.

Considerazioni sul viaggio e sull'altitudine

Per i pazienti con ipertensione polmonare (PH), i viaggi e l'esposizione ad alta quota possono rappresentare sfide significative. Capire come gestire questi aspetti è fondamentale per mantenere la salute e garantire un viaggio sicuro e piacevole. Di seguito sono riportate le linee guida complete per aiutare i pazienti con ipertensione ad affrontare in modo efficace le considerazioni relative al viaggio e all'altitudine.

Considerazioni sul viaggio

1. Pianificazione pre-viaggio
- **Consulta il tuo medico**: Prima di pianificare qualsiasi viaggio, è essenziale consultare il proprio medico. Possono valutare il tuo stato di salute attuale, rivedere i tuoi farmaci e fornire raccomandazioni specifiche su misura per la tua condizione. Potrebbero anche consigliarti sull'attrezzatura medica necessaria o sugli adeguamenti al tuo piano di trattamento per il viaggio.

- **Documentazione Medica:** Porta con te un riepilogo medico completo, inclusa la diagnosi, i farmaci attuali, il dosaggio e le informazioni di contatto di emergenza del tuo medico. Questa documentazione può essere preziosa in caso di emergenza medica durante il viaggio.

- **Assicurazione di viaggio**: Assicurati di avere un'assicurazione di viaggio adeguata che copra le condizioni preesistenti e le potenziali emergenze mediche. Ciò può garantire tranquillità e protezione finanziaria in caso di problemi di salute imprevisti.

2. Gestione dei farmaci
- **Fornitura di farmaci**: Porta con te un'ampia scorta di farmaci, comprese dosi extra in caso di ritardi o smarrimenti nel viaggio. Conservare i farmaci nei loro

contenitori originali con prescrizioni chiaramente etichettate.

- **Borsa a mano:** Porta sempre i tuoi farmaci nel bagaglio a mano anziché nel bagaglio registrato per evitare problemi in caso di smarrimento o ritardo del bagaglio.

- **Considerazioni sull'archiviazione**: Sii consapevole dei requisiti di conservazione dei tuoi farmaci, in particolare di quelli che necessitano di refrigerazione. I frigoriferi portatili o le borse termiche possono aiutare a mantenere la temperatura adeguata.

3. Assistenza durante il trasporto
- **Calze compressive:** Indossare calze compressive durante i voli lunghi o i viaggi in macchina può aiutare a ridurre il rischio di coaguli di sangue e a gestire il gonfiore alle gambe.

- **Ausili per la mobilità:** Utilizza ausili per la mobilità, come sedie a rotelle o scooter, se necessario, per spostarti comodamente negli aeroporti e in altri luoghi di grandi dimensioni.

- **Idratazione e nutrizione**: rimanere ben idratati e mantenere una dieta equilibrata durante il viaggio. La disidratazione e la cattiva alimentazione possono esacerbare i sintomi del PH.

- **Movimento frequente:** Durante i voli o i viaggi lunghi, sforzati di muoverti e fare stretching regolarmente per favorire la circolazione e prevenire la rigidità.

4. Ossigenoterapia
- **Ossigeno portatile:** Se hai bisogno di ossigeno supplementare, assicurati di avere un concentratore di ossigeno portatile (POC) approvato dalle compagnie aeree. Verificare in anticipo con la compagnia aerea per confermare le loro politiche e prendere tutte le disposizioni necessarie.

- **Considerazioni sull'altitudine:** Alcuni pazienti potrebbero aver bisogno di ossigeno aggiuntivo quando viaggiano ad altitudini più elevate. Discutetene con il vostro medico e assicuratevi di avere accesso alle attrezzature necessarie.

Considerazioni sull'altitudine

1. Comprendere gli effetti dell'altitudine
- Le elevate altitudini possono avere effetti significativi sui pazienti con PH a causa dei livelli di ossigeno più bassi e dei cambiamenti nella pressione atmosferica. Questi effetti includono aumento della mancanza di respiro, affaticamento e potenziale esacerbazione dei sintomi. È fondamentale capire come gestire queste sfide.

2. Acclimatazione graduale

- **Ascesa graduale**: Se si viaggia ad alta quota, pianificare una salita graduale per consentire al corpo di acclimatarsi. Se possibile, evitare salite rapide, come volare direttamente verso destinazioni ad alta quota.

- **Periodi di riposo**: Pianifica periodi di riposo regolari durante la salita e all'arrivo per aiutare il tuo corpo ad adattarsi ai livelli di ossigeno più bassi.

3. Integrazione di ossigeno

- **Ossigeno supplementare:** I pazienti con IP possono richiedere ossigeno supplementare ad altitudini più elevate. Discuti le tue esigenze con il tuo medico e assicurati di avere accesso alle attrezzature necessarie.

- **Monitoraggio dei livelli di ossigeno**: utilizzare un pulsossimetro portatile per monitorare regolarmente i livelli di saturazione di ossigeno. Questo può aiutarti a determinare se è necessario modificare la terapia con ossigeno.

4. Modifica dell'attività

- **Limita le attività faticose**: Ad alta quota, limitare le attività faticose che potrebbero esacerbare i sintomi. Concentrati su attività da leggere a moderate e ascolta i segnali del tuo corpo.

- **Rimani idratato**: Una corretta idratazione è fondamentale in alta quota. Bevi molta acqua per mantenere l'idratazione e sostenere la salute generale.

5. Preparazione alle emergenze

- Piano di emergenza: disporre di un piano di emergenza, compreso l'accesso alle strutture mediche locali e ai numeri di contatto di emergenza. Assicurati che i tuoi compagni di viaggio siano consapevoli della tua condizione e sappiano come aiutarti in caso di emergenza.

- **Consapevolezza del mal di montagna:** Sii consapevole dei segni e dei sintomi del mal di montagna, come mal di testa, nausea, vertigini e mancanza di respiro. Se avverti questi sintomi, scendi a un'altitudine inferiore e, se necessario, consulta un medico.

L'esposizione al viaggio e all'altitudine richiede un'attenta pianificazione e considerazione per i pazienti con ipertensione polmonare. Consultandosi con gli operatori sanitari, gestendo i farmaci in modo efficace e adottando le precauzioni appropriate, i pazienti possono ridurre al minimo i rischi e godere di esperienze di viaggio sicure e appaganti. Comprendere come gestire le sfide legate all'altitudine è fondamentale anche per mantenere la salute e prevenire le riacutizzazioni. Con un'attenta preparazione e le giuste strategie, i pazienti affetti da IP possono affrontare le complessità del viaggio e dell'alta quota mantenendo il proprio benessere.

Consigli nutrizionali e dietetici

La nutrizione gioca un ruolo significativo nella gestione dell'ipertensione polmonare (PH). Una dieta equilibrata può aiutare a controllare i sintomi, migliorare i livelli di energia e migliorare il benessere generale. Qui discuteremo degli alimenti da includere e degli alimenti da evitare e forniremo esempi di piani pasto per guidare i pazienti a fare scelte dietetiche più sane.

Alimenti da includere

1. Frutta e verdura fresca: Frutta e verdura sono ricche di vitamine, minerali, antiossidanti e fibre alimentari, essenziali per il mantenimento della salute generale. Cerca di includere una varietà di colori nella tua dieta per garantire una gamma di nutrienti. Gli esempi includono:

- Frutti di bosco: fragole, mirtilli, lamponi
- Verdure a foglia: spinaci, cavoli, bietole
- Verdure crocifere: broccoli, cavolfiori, cavolini di Bruxelles
- Agrumi: Arance, pompelmi, limoni
- Altre verdure: carote, peperoni, pomodori

2. Cereali integrali: I cereali integrali sono un'ottima fonte di carboidrati complessi, fibre e nutrienti essenziali. Aiutano a mantenere livelli energetici costanti e supportano la salute dell'apparato digerente. Gli esempi includono:

- Integrali: pane, pasta e cereali
- Avena: fiocchi d'avena, avena tagliata in acciaio, farina d'avena
- Quinoa: un cereale ad alto contenuto proteico e senza glutine
- Riso integrale: un'alternativa nutriente al riso bianco
- Orzo e Bulgur: ottimi per zuppe e insalate

3. Proteine magre: Le proteine sono fondamentali per il mantenimento dei muscoli e la salute generale. Scegli fonti proteiche magre per ridurre al minimo l'assunzione di grassi malsani. Gli esempi includono:

- Pesce: salmone, sgombro, sardine (ricchi di acidi grassi omega-3)
- Pollame: pollo e tacchino senza pelle
- Legumi: Fagioli, lenticchie, ceci
- Latticini magri: latte, yogurt, formaggio
- Proteine vegetali: tofu, tempeh ed edamame

4. Grassi sani: Incorpora nella tua dieta fonti di grassi sani, come grassi monoinsaturi e polinsaturi. Questi grassi possono aiutare a ridurre l'infiammazione e sostenere la salute del cuore. Gli esempi includono:

- Noci e semi: mandorle, noci, semi di chia, semi di lino
- Avocado: una ricca fonte di grassi sani e fibre
- Olio d'oliva: utilizzare olio extra vergine di oliva per cucinare e condire

- Pesce grasso: come accennato, ricco di acidi grassi omega-3

Cibi da evitare

1. Alimenti ad alto contenuto di sodio: L'eccesso di sodio può portare a ritenzione di liquidi e aumento della pressione sanguigna, esacerbando i sintomi dell'IP. Limitare l'assunzione di:

- Alimenti trasformati: snack confezionati, zuppe in scatola, salumi
- Fast Food: hamburger, patatine fritte, pizza
- Snack salati: patatine, pretzel, popcorn
- Condimenti: salsa di soia, ketchup, condimenti per insalata

2. Cibi e bevande zuccherati: Un'elevata assunzione di zuccheri può portare ad un aumento di peso e aumentare il rischio di diabete e malattie cardiache. Evitare:

- Bevande zuccherate: Bibite, succhi di frutta, bevande energetiche
- Dolci e Dessert: Torte, biscotti, pasticcini, caramelle
- Cereali ad alto contenuto di zucchero: molti cereali per la colazione e barrette di cereali

3. Grassi trans e grassi saturi: Questi grassi possono aumentare i livelli di colesterolo e il rischio di malattie cardiache. Limitare l'assunzione di:

- Cibi fritti: patatine fritte, pollo fritto, ciambelle
- Prodotti da forno: biscotti, torte, pasticcini preparati con oli idrogenati
- Carne rossa: limitare il consumo di manzo, maiale, agnello e carni lavorate come salsicce e pancetta
- Latticini interi: latte intero, panna, burro e formaggio ad alto contenuto di grassi

Esempi di piani pasto

Ecco alcuni esempi di piani pasto giornalieri per aiutare i pazienti con ipertensione arteriosa a fare scelte nutrizionali:

Esempio di piano alimentare 1:

Colazione:
- Farina d'avena condita con frutti di bosco freschi, una manciata di noci e un filo di miele
- Un bicchiere di latte magro o una porzione di yogurt

Spuntino di metà mattinata:
- Una piccola mela o una manciata di carotine

Pranzo:
- Insalata di pollo alla griglia con verdure miste, pomodorini, cetrioli e una vinaigrette a base di olio d'oliva e succo di limone
- Una fetta di pane integrale

Spuntino pomeridiano:
- Una piccola ciotola di hummus con peperoni a fette o cracker integrali

Cena:
- Salmone al forno con contorno di quinoa e broccoli al vapore
- Un'insalata verde mista con una varietà di verdure colorate

Spuntino serale:
- Una piccola porzione di yogurt greco con una spolverata di semi di chia

Esempio di piano alimentare 2:

Colazione:
- Un frullato a base di spinaci, banana, frutti di bosco, latte di mandorle e un misurino di proteine in polvere
- Una fetta di pane tostato integrale con crema spalmabile di avocado

Spuntino di metà mattinata:
- Una manciata di mandorle o noci non salate

Pranzo:
- Zuppa di lenticchie con dadolata di verdure (carote, sedano, cipolla) e contorno di cracker integrali
- Una piccola insalata con un condimento leggero

Spuntino pomeridiano:
- Cetriolo e pomodorini a fette con una piccola porzione di ricotta

Cena:
- Tofu saltato in padella con verdure miste (peperoni, piselli, carote) servito su riso integrale
- Un contorno di fagiolini al vapore

Spuntino serale:
- Qualche fetta di frutta fresca, come arancia o pera

Una dieta ben bilanciata svolge un ruolo cruciale nella gestione dell'ipertensione polmonare. Incorporando alimenti ricchi di nutrienti ed evitando quelli che possono esacerbare i sintomi, i pazienti possono migliorare la loro salute generale e la qualità della vita. I piani pasto di esempio forniscono una guida pratica per fare scelte alimentari sane. Consulta sempre un operatore sanitario o un dietista registrato per consigli dietetici personalizzati su misura per le tue esigenze e condizioni specifiche. Attraverso un'alimentazione consapevole e una corretta alimentazione, i pazienti con ipertensione arteriosa possono supportare il loro piano di trattamento e migliorare il loro benessere.

Piano alimentare di 7 giorni

Giorno 1
Colazione:
- Farina d'avena con frutti di bosco freschi, una manciata di noci e un filo di miele
- Un bicchiere di latte magro o una porzione di yogurt

Spuntino di metà mattinata:
- Una piccola mela o una manciata di carotine

Pranzo:
- Insalata di pollo alla griglia con verdure miste, pomodorini, cetrioli e una vinaigrette a base di olio d'oliva e succo di limone
- Una fetta di pane integrale

Spuntino pomeridiano:
- Una piccola ciotola di hummus con peperoni a fette o cracker integrali

Cena:
- Salmone al forno con contorno di quinoa e broccoli al vapore
- Un'insalata verde mista con una varietà di verdure colorate

Spuntino serale:
- Una piccola porzione di yogurt greco con una spolverata di semi di chia

Giorno 2

Colazione:
- Un frullato a base di spinaci, banana, frutti di bosco, latte di mandorle e un misurino di proteine in polvere
- Una fetta di pane tostato integrale con crema spalmabile di avocado

Spuntino di metà mattinata:
- Una manciata di mandorle o noci non salate

Pranzo:
- Zuppa di lenticchie con dadolata di verdure (carote, sedano, cipolla) e contorno di cracker integrali
- Una piccola insalata con un condimento leggero

Spuntino pomeridiano:
- Cetriolo e pomodorini a fette con una piccola porzione di ricotta

Cena:
- Tofu saltato in padella con verdure miste (peperoni, piselli, carote) servito su riso integrale
- Un contorno di fagiolini al vapore

Spuntino serale:
- Qualche fetta di frutta fresca, come arancia o pera

Giorno 3

Colazione:
- Semifreddo allo yogurt greco con muesli, frutti di bosco freschi e un filo di miele
- Una tazza di tè verde

Spuntino di metà mattinata:
- Una piccola banana

Pranzo:
- Wrap di tacchino e avocado con tortilla integrale, lattuga e pomodori
- Un piccolo contorno di carotine e hummus

Spuntino pomeridiano:
- Una manciata di noci miste (non salate)

Cena:
- Gamberi alla griglia con pasta integrale, pomodorini, spinaci e una leggera salsa all'olio d'oliva
- Un contorno di asparagi al vapore

Spuntino serale:
- Una piccola porzione di frutti di bosco

Giorno 4

Colazione:
- Cereali integrali con latte magro e banane a fette
- Una tazza di tisana

Spuntino di metà mattinata:
- Peperoni a fette con una piccola porzione di guacamole

Pranzo:
- Insalata di quinoa con fagioli neri, mais, pomodori, avocado e salsa al lime
- Un piccolo contorno di verdure miste

Spuntino pomeridiano:
- Una manciata di frutta secca (senza zuccheri aggiunti)

Cena:
- Petto di pollo al forno con purè di patate dolci e fagiolini al vapore

- Un contorno di insalata verde mista

Spuntino serale:
- Una piccola porzione di ricotta con pezzi di ananas

Giorno 5
Colazione:
- Ciotola per frullato con spinaci frullati, frutti di bosco, banana, latte di mandorle e guarnita con muesli e semi di chia
- Una tazza di tè verde

Spuntino di metà mattinata:
- Una piccola pera

Pranzo:
- Soffritto di ceci e verdure con riso integrale
- Un contorno di broccoli al vapore

Spuntino pomeridiano:
- Una piccola manciata di semi di zucca

Cena:
- Merluzzo al forno con cavoletti di Bruxelles arrostiti e quinoa
- Un contorno di verdure miste con vinaigrette leggera

Spuntino serale:
- Una piccola porzione di yogurt greco con miele e noci

Giorno 6
Colazione:
- Uova strapazzate con spinaci e pomodori, servite con una fetta di pane tostato integrale
- Una tazza di tisana

Spuntino di metà mattinata:
- Una manciata di carotine e hummus

Pranzo:
- Insalata di tonno preparata con maionese leggera, sedano e cipolle rosse, servita su un letto di verdure miste
- Un contorno di cracker integrali

Spuntino pomeridiano:
- Una piccola mela

Cena:
- Pollo alla griglia e spiedini di verdure (peperoni, cipolle, zucchine) con contorno di cous cous
- Una piccola insalata con un condimento leggero

Spuntino serale:
- Una piccola porzione di frutta fresca, ad esempio fette di melone

Giorno 7

Colazione:
- Avena notturna fatta con latte di mandorle, semi di chia e condita con frutti di bosco freschi
- Una tazza di tè verde

Spuntino di metà mattinata:
- Una piccola porzione di noci miste (non salate)

Pranzo:
- Wrap vegetariano con tortilla integrale, hummus, spinaci, cetrioli e peperoni
- Un piccolo contorno di carotine

Spuntino pomeridiano:

- Una manciata di albicocche secche (senza zuccheri aggiunti)

Cena:
- Salmone grigliato con contorno di riso integrale e asparagi al vapore
- Una piccola insalata verde mista condita con olio d'oliva e aceto

Spuntino serale:
- Una piccola porzione di yogurt greco con una spolverata di semi di lino

Gravidanza e ipertensione polmonare: cosa dovrebbero sapere i pazienti

La gravidanza nelle donne con ipertensione polmonare (IP) è una condizione ad alto rischio che richiede un'attenta pianificazione, monitoraggio e gestione. Comprendere le potenziali complicazioni e le precauzioni necessarie è fondamentale per garantire la sicurezza sia della madre che del bambino.

Comprendere i rischi
La gravidanza può mettere a dura prova il sistema cardiovascolare e, per le donne con ipertensione arteriosa, questo sforzo può essere pericoloso per la vita. I cambiamenti fisiologici durante la gravidanza, come l'aumento del volume sanguigno e della gittata cardiaca, possono esacerbare i sintomi dell'IP e portare a complicazioni come insufficienza

cardiaca, aritmie e persino mortalità materna. Il rischio di mortalità materna nell'ipertensione arteriosa polmonare (PAH) varia dal 9% al 25%, con il rischio più elevato che si verifica nel peri-partum e nel post-partum.

Consulenza pre-gravidanza
Prima di prendere in considerazione una gravidanza, è essenziale che le donne con IP si sottopongano a un'accurata consulenza pre-gravidanza. Ciò comporta una discussione dettagliata con un operatore sanitario specializzato in PH per valutare la gravità della condizione e i potenziali rischi coinvolti. Le donne dovrebbero essere informate sugli elevati tassi di morbilità e mortalità materna e fetale associati alla gravidanza nell'IP.

Approccio multidisciplinare
La gestione della gravidanza nell'IP richiede un approccio multidisciplinare che coinvolge un team di specialisti, tra cui cardiologi, ostetrici, specialisti di terapia intensiva, anestesisti e neonatologi. Il tempestivo indirizzamento a centri specializzati con esperienza in PH è fondamentale per ottimizzare i risultati. Questi centri possono fornire terapie personalizzate e monitoraggio continuo durante tutta la gravidanza e il periodo post-partum.

Gestione dei farmaci
Per le donne con IP che stanno già assumendo farmaci, è importante rivedere ed eventualmente adattare il loro piano di trattamento prima e durante la gravidanza. Potrebbe essere necessario continuare con alcuni farmaci, mentre altri potrebbero essere controindicati. La terapia combinata con

prostaciclina parenterale e inibitori della fosfodiesterasi di tipo V è spesso raccomandata per le donne in gravidanza affette da PAH.

Monitoraggio e Sorveglianza
Il monitoraggio e la sorveglianza regolari sono essenziali durante la gravidanza. Ciò include ecocardiogrammi frequenti, cateterizzazioni del cuore destro ed esami del sangue per valutare lo stato cardiovascolare della madre e la crescita e lo sviluppo del bambino. Un attento monitoraggio aiuta a rilevare precocemente eventuali segni di peggioramento del PH o complicazioni, consentendo interventi tempestivi.

Pianificazione della consegna
I tempi e le modalità di consegna dovrebbero essere attentamente pianificati per ridurre al minimo i rischi. In generale, è preferibile il parto vaginale indotto, tranne nei casi di grave insufficienza cardiaca o di indicazione ostetrica al taglio cesareo. Il parto dovrebbe essere pianificato presso un centro specializzato dotato delle risorse necessarie per gestire gravidanze ad alto rischio.

Assistenza postpartum
Il periodo postpartum è un momento critico per le donne con IP, poiché il rischio di complicanze rimane elevato. Sono necessari un monitoraggio e un sostegno continui per garantire la guarigione della madre e per affrontare eventuali complicazioni che potrebbero insorgere. L'allattamento al seno deve essere discusso con l'operatore sanitario, poiché

alcuni farmaci potrebbero non essere compatibili con l'allattamento al seno.

La gravidanza nelle donne con ipertensione polmonare è una condizione complessa e ad alto rischio che richiede una pianificazione completa, cure multidisciplinari e un attento monitoraggio. Comprendendo i rischi, cercando cure specialistiche e aderendo a un piano di trattamento ben coordinato, le donne con IP possono affrontare la gravidanza con i migliori risultati possibili sia per se stesse che per i loro bambini. È essenziale che le pazienti lavorino a stretto contatto con i loro operatori sanitari per prendere decisioni informate e garantire un percorso di gravidanza sano e sicuro.

Capitolo 8: Navigare nel sistema sanitario

Muoversi nel sistema sanitario può essere difficile per i pazienti affetti da ipertensione polmonare (IP). Capire come trovare gli specialisti giusti, accedere a risorse finanziarie e assicurative e partecipare a studi clinici è fondamentale per una gestione e un trattamento efficaci dell'IP.

Ricerca di specialisti e team di assistenza multidisciplinari

1. Importanza delle cure specialistiche

L'ipertensione polmonare è una condizione complessa che richiede cure specialistiche. I pazienti dovrebbero rivolgersi a operatori sanitari esperti in PH per garantire una diagnosi accurata, una gestione efficace e l'accesso alle opzioni terapeutiche più recenti. Le cure specialistiche possono migliorare significativamente i risultati e la qualità della vita.

2. Individuazione degli specialisti

Pneumologi e Cardiologi: Questi specialisti sono spesso i principali fornitori coinvolti nella cura dei pazienti con IP. I pneumologi si concentrano sulla salute dei polmoni, mentre i cardiologi sono specializzati nella salute del cuore. Entrambi sono essenziali nella gestione del PH.

- **Centri PH**: Cerca centri o cliniche specializzati in PH che offrano cure complete. Questi centri sono spesso affiliati ai principali ospedali o istituzioni accademiche e forniscono accesso a un team di esperti, tra cui pneumologi, cardiologi e altri professionisti sanitari con esperienza nella gestione dell'IP.

- **Riferimenti e raccomandazioni:** Chiedi al tuo medico di base per i rinvii agli specialisti della PH. Puoi anche chiedere consigli a gruppi di supporto dei pazienti, forum online e reti sanitarie.

3. Team di assistenza multidisciplinari

Una gestione efficace dell'IP richiede spesso un approccio multidisciplinare. Un team di assistenza multidisciplinare può includere:

- **Pneumologi e Cardiologi**: Membri principali che diagnosticano e gestiscono l'IP.

- **Infermieri e professionisti infermieristici:** Fornire educazione al paziente, gestione dei sintomi e supporto continuo.

- **Farmacisti**: Assistere nella gestione e nella formazione dei farmaci.

- **Fisioterapisti:** Sviluppare programmi di esercizi e riabilitazione su misura per i pazienti con ipertensione arteriosa.

- **Dietisti:** Offrire una guida nutrizionale per supportare la salute generale e gestire i sintomi.

- **Professionisti della salute mentale:** Fornire supporto emotivo e psicologico per aiutare i pazienti ad affrontare le sfide della convivenza con l'IP.

- **Assistenti sociali:** Assistere nella navigazione nel sistema sanitario, accedere alle risorse della comunità e fornire supporto per questioni finanziarie e assicurative.

Risorse finanziarie e assicurative

1. Comprendere la copertura assicurativa

La gestione della copertura assicurativa può essere complessa, ma comprendere i vantaggi è fondamentale per accedere ai trattamenti necessari e ridurre al minimo le spese vive. Ecco alcuni suggerimenti:

- **Rivedi la tua politica:** Esamina attentamente la tua polizza assicurativa per capire cosa è coperto, compresi farmaci, visite specialistiche, test diagnostici e ricoveri ospedalieri. Prestare attenzione alle limitazioni di copertura, ai ticket e alle franchigie.

- **Pre-autorizzazione:** Alcuni trattamenti ed esami potrebbero richiedere la pre-autorizzazione da parte della compagnia assicurativa. Assicurati che il tuo operatore sanitario presenti la documentazione necessaria per evitare ritardi nelle cure.

- **Provider in rete:** Scegli fornitori e strutture in rete per massimizzare i vantaggi assicurativi e ridurre al minimo i costi vivi. Se hai bisogno di consultare uno specialista fuori rete, controlla se la tua assicurazione offre copertura per l'assistenza fuori rete.

2. Programmi di assistenza finanziaria
Molti pazienti affetti da IP devono affrontare oneri finanziari significativi a causa del costo dei trattamenti, dei farmaci e delle cure mediche. Diverse risorse possono aiutare ad alleviare queste sfide finanziarie:

- **Programmi di assistenza farmaceutica**: Molte aziende farmaceutiche offrono programmi di assistenza ai pazienti che forniscono farmaci a costi ridotti o gratuitamente ai pazienti idonei. Verificare con i produttori dei farmaci prescritti i programmi disponibili.

- **Organizzazioni senza scopo di lucro**: Organizzazioni come la Pulmonary Hypertension Association (PHA) offrono assistenza finanziaria, sovvenzioni e risorse per aiutare i pazienti a gestire i costi associati all'IP.

- **Programmi governativi:** Esplora i programmi governativi come Medicaid, Medicare e Social Security Disability Insurance (SSDI) che possono fornire supporto finanziario ai pazienti idonei.

- **Assistenza finanziaria ospedaliera**: Molti ospedali offrono programmi di assistenza finanziaria o assistenza di beneficenza per i pazienti che non possono permettersi le spese mediche. Informatevi presso il reparto fatturazione del vostro ospedale sulle opzioni disponibili.

Partecipazione a studi clinici

1. Importanza delle sperimentazioni cliniche
Gli studi clinici svolgono un ruolo fondamentale nel far progredire la comprensione e il trattamento dell'ipertensione polmonare. Partecipando agli studi clinici, i pazienti possono accedere a trattamenti nuovi e potenzialmente benefici che non sono ancora ampiamente disponibili. Inoltre, la partecipazione contribuisce alla ricerca medica e aiuta a migliorare le cure future per i pazienti con ipertensione arteriosa.

2. Trovare studi clinici
- **ClinicalTrials.gov:** Un database completo di studi clinici condotti in tutto il mondo. I pazienti possono cercare studi in base alla loro condizione, posizione e altri criteri.

- **Centri e specialisti PH:** I centri specializzati in PH e gli operatori sanitari spesso dispongono di informazioni sugli studi clinici in corso. Possono aiutarti a determinare se sei idoneo e indirizzarti a studi appropriati.

- **Gruppi di difesa dei pazienti:** Organizzazioni come la Pulmonary Hypertension Association spesso forniscono informazioni sugli studi clinici e possono assistere i pazienti nella ricerca di studi pertinenti.

3. **Considerazioni sulla partecipazione**
    - **Consenso informato:** Prima di arruolarsi in una sperimentazione clinica, i pazienti saranno sottoposti a un processo di consenso informato. Ciò comporta la ricezione di informazioni dettagliate sullo studio, sul suo scopo, sui potenziali rischi, benefici e diritti del paziente. È importante comprendere appieno queste informazioni prima di accettare di partecipare.

    - **Criteri di ammissibilità:** Ciascuna sperimentazione clinica prevede criteri di ammissibilità specifici che i partecipanti devono soddisfare. Questi criteri garantiscono la sicurezza dei partecipanti e l'integrità dei risultati dello studio. Discuti con il tuo medico per determinare se soddisfi i criteri per un particolare studio.

    - **Rischi e benefici:** Considerare i potenziali rischi e benefici derivanti dalla partecipazione a una sperimentazione clinica. Sebbene possano esserci opportunità di accesso a nuovi trattamenti, potrebbero esserci anche rischi sconosciuti. È importante valutare attentamente questi fattori e discuterne con il proprio medico.

Muoversi nel sistema sanitario per l'ipertensione polmonare implica trovare gli specialisti giusti, accedere a risorse finanziarie e assicurative ed esplorare opportunità di partecipazione a studi clinici. Comprendendo questi aspetti e cercando il supporto di operatori sanitari, gruppi di difesa dei pazienti e centri specializzati, i pazienti affetti da IP possono gestire efficacemente la propria condizione e migliorare la qualità della vita. Un approccio ben coordinato garantisce che i pazienti ricevano cure complete e abbiano il potere di prendere decisioni informate sulla loro salute e sulle opzioni terapeutiche.

Capitolo 9: Supporto e risorse

Convivere con l'ipertensione polmonare (IP) può essere difficile, ma avere una forte rete di supporto e l'accesso a risorse preziose può fare una differenza significativa. Questo capitolo esplora l'importanza di costruire una rete di supporto, coinvolgendo comunità di pazienti e gruppi di caregiver, connettendosi con organizzazioni di patrocinio, utilizzando materiali e strumenti educativi e trovando ispirazione da storie di vita reale di pazienti con PH e caregiver.

Costruire una rete di supporto

Una solida rete di supporto è fondamentale per gestire l'IP in modo efficace. Questa rete può includere familiari, amici, operatori sanitari e altre persone che comprendono e supportano il tuo viaggio. Ecco come costruire una forte rete di supporto:

1. Famiglia e amici
- I tuoi parenti stretti e gli amici più stretti sono spesso la prima linea di sostegno. Possono fornire incoraggiamento emotivo, assistere nelle attività quotidiane e accompagnarti alle visite mediche. Una comunicazione aperta con loro sulla tua condizione e sulle tue esigenze può aiutarli a capire come supportarti al meglio.

2. Operatori sanitari
- Formare solide relazioni con i tuoi operatori sanitari è essenziale. Possono offrire assistenza medica, rispondere a domande e fornire rassicurazioni. Check-in regolari e conversazioni oneste sui tuoi sintomi e preoccupazioni ti garantiranno di ricevere la migliore assistenza possibile.

3. Gruppi di supporto
- Partecipare a gruppi di supporto, di persona o online, ti consente di entrare in contatto con altri che stanno vivendo sfide simili. Condividere esperienze, suggerimenti e supporto emotivo può essere incredibilmente utile. Questi gruppi forniscono un senso di comunità e di appartenenza, riducendo i sentimenti di isolamento.

Comunità di pazienti e gruppi di caregiver

1. Comunità di pazienti
Le comunità di pazienti sono gruppi di individui che vivono con l'IP che si riuniscono per condividere esperienze, fornire supporto e scambiare informazioni. Queste comunità possono essere trovate online o tramite organizzazioni locali. I vantaggi includono:

- **Esperienze condivise:** Ascoltare gli altri che capiscono il tuo viaggio può essere confortante e convalidante.

- **Consigli pratici**: apprendi suggerimenti pratici per gestire i sintomi, orientarti nel sistema sanitario e migliorare la qualità della vita.

- **Supporto emotivo:** Ricevere e offrire supporto emotivo, riducendo i sentimenti di solitudine e ansia.

2. Gruppi di assistenti
I gruppi di caregiver si dedicano a supportare coloro che si prendono cura dei pazienti con PH. Essere un caregiver può essere impegnativo e connettersi con altri in ruoli simili può fornire il sollievo e la guida tanto necessari. I vantaggi includono:

- **Condivisione delle risorse**: accedere a risorse e informazioni specifiche per il caregiving.

- **Gestione dello stress**: apprendere strategie per gestire lo stress del caregiver e prevenire il burnout.

- **Comunità:** Costruisci una rete di operatori sanitari che comprendano le sfide uniche del supportare qualcuno con PH.

Organizzazioni di difesa

Le organizzazioni di patrocinio svolgono un ruolo fondamentale nel sensibilizzare l'opinione pubblica, nel finanziare la ricerca e nel fornire risorse ai pazienti con PH e agli operatori sanitari. Queste organizzazioni offrono una vasta gamma di informazioni e servizi di supporto. Le organizzazioni chiave includono:

1. Associazione per l'ipertensione polmonare (PHA)
La PHA è un'organizzazione leader impegnata a migliorare la vita delle persone affette da PH. Forniscono risorse educative, programmi di supporto per pazienti e operatori sanitari, sforzi di patrocinio e finanziano la ricerca. Il PHA ospita anche eventi, come conferenze e webinar, per connettere la comunità PH.

2. Associazione americana dei polmoni
L'American Lung Association offre risorse e supporto per le persone con malattie polmonari, inclusa l'IP. Forniscono materiale didattico, opportunità di patrocinio e programmi di supporto ai pazienti.

3. Squadra fenomenale di speranza
Team PHenomenal Hope è un'organizzazione senza scopo di lucro che aumenta la consapevolezza e i fondi per PH attraverso eventi sportivi e impegno della comunità. Offrono programmi di supporto per pazienti e operatori sanitari e sostengono il miglioramento delle politiche sanitarie.

Materiali e strumenti didattici

L'accesso a materiali e strumenti didattici affidabili è essenziale per la gestione dell'IP. Queste risorse possono aiutarti a comprendere la tua condizione, conoscere le opzioni di trattamento e rimanere informato sulle ultime ricerche. Le risorse chiave includono:

1. **Siti web didattici**
   - I siti web di organizzazioni rispettabili, come la PHA e l'American Lung Association, forniscono informazioni complete sull'IP. Questi siti offrono articoli, video e guide su vari aspetti della condizione.

2. **App mobili**
   - Esistono app mobili progettate per aiutare i pazienti con ipertensione arteriosa a monitorare i propri sintomi, gestire i farmaci e rimanere organizzati. Gli esempi includono MyPulmonaryHypertension e Medisafe. Queste app possono fornire promemoria per i farmaci, registrare i sintomi e offrire contenuti educativi.

3. **Materiali stampati**
   - Brochure, opuscoli e guide stampati possono essere risorse preziose. Molte organizzazioni di patrocinio forniscono materiale stampato gratuito o a basso costo che tratta argomenti come la comprensione dell'IP, la gestione dei sintomi e l'orientamento nel sistema sanitario.

Storie motivanti di pazienti con PH e operatori sanitari

Le storie di vita reale delle persone che vivono con l'IP e dei loro caregiver possono essere potenti fonti di ispirazione e speranza. Queste storie evidenziano la resilienza, il coraggio e la determinazione delle persone affette da PH.

1. La storia di Sarah
A Sarah è stata diagnosticata l'IP quando aveva circa 30 anni. Inizialmente devastata dalla diagnosi, ha lottato per adattarsi alla sua nuova realtà. Tuttavia, con il sostegno della sua famiglia e di un team sanitario dedicato, Sarah ha trovato la forza di difendere se stessa e gli altri. Ha fondato un gruppo di supporto locale, che è cresciuto fino a diventare una fiorente comunità di pazienti con PH e operatori sanitari. Il viaggio di Sarah le ha insegnato l'importanza della resilienza e del potere della comunità.

2. La storia di Mark e Linda
A Mark è stata diagnosticata la PH poco dopo essere andato in pensione. Sua moglie, Linda, divenne la sua principale badante. Inizialmente, la coppia ha dovuto affrontare sfide significative, tra cui la gestione dei sintomi di Mark e la navigazione nel sistema sanitario. Nel corso del tempo, hanno trovato conforto in un gruppo di sostegno locale per caregiver, dove Linda si è messa in contatto con altri che capivano le sue difficoltà. Questa rete di supporto ha fornito consigli pratici e incoraggiamento emotivo, aiutando Mark e Linda ad affrontare insieme il loro viaggio con PH.

3. La storia di Emma

Ad Emma è stata diagnosticata l'IP da adolescente. Nonostante le sfide, è rimasta determinata a vivere una vita piena e attiva. Emma è diventata una sostenitrice dei giovani affetti da PH, parlando a conferenze e partecipando a eventi di raccolta fondi. La sua storia ispira gli altri a perseguire le proprie passioni e a non lasciare che la diagnosi li definisca.

4. La storia di Tom

A Tom, padre di due figli, è stata diagnosticata la PH quando aveva 40 anni. La diagnosi fu uno shock, ma decise di prendere il controllo della sua salute imparando quanto più poteva sulla sua condizione. Tom ha partecipato a studi clinici e ha lavorato a stretto contatto con il suo team sanitario per gestire i suoi sintomi. Ha anche condiviso il suo viaggio su un blog, fornendo supporto e ispirazione ad altri che affrontano sfide simili.

Il supporto e le risorse sono vitali per gestire efficacemente l'ipertensione polmonare. Costruire una forte rete di supporto, interagire con le comunità di pazienti e operatori sanitari, connettersi con organizzazioni di difesa e utilizzare materiali educativi può fornire gli strumenti necessari e l'incoraggiamento per affrontare questo viaggio. Le storie motivanti di pazienti con ipertensione arteriosa e operatori sanitari ci ricordano la forza, la resilienza e la speranza che si possono trovare di fronte alle avversità. Attraverso queste connessioni e risorse, le persone che vivono con l'IP possono trovare il supporto di cui hanno bisogno per prosperare.

Conclusione

Vivere con l'ipertensione polmonare può sembrare come navigare in acque inesplorate, ma ricorda, non sei solo in questo viaggio. Con le giuste conoscenze, risorse e supporto, puoi tracciare un percorso verso una vita appagante e significativa. Il percorso può essere impegnativo, ma è anche pieno di opportunità di crescita, resilienza e connessione.

Comprendendo la tua condizione, difendendo te stesso e utilizzando la ricchezza di risorse disponibili, puoi prendere il controllo della tua salute e del tuo benessere. Costruire una forte rete di supporto, interagire con le comunità di pazienti e operatori sanitari e rimanere informati sugli ultimi progressi nel trattamento dell'IP sono passaggi fondamentali in questo viaggio.

Le storie di altri pazienti e operatori sanitari ci ricordano che, sebbene la strada possa essere ripida, è anche costellata di momenti di trionfo, ispirazione e speranza. Ogni giorno offre nuove possibilità e ad ogni passo avanti dimostri una forza e una determinazione straordinarie.

Ricorda, gestire l'ipertensione polmonare non significa solo sopravvivere, ma prosperare. Accetta il sostegno del tuo team sanitario, appoggiati ai tuoi cari e non sottovalutare mai il potere della tua resilienza. Insieme possiamo affrontare le sfide dell'ipertensione polmonare e procedere verso un futuro più luminoso e più sano.

Il tuo viaggio è unico, ma fai parte di una comunità che ti comprende e ti supporta. Continua ad andare avanti, resta fiducioso e sappi che hai la forza per convivere bene con l'ipertensione polmonare.

Appendici

Glossario dei termini relativi all'ipertensione polmonare

Questo glossario è progettato per familiarizzare i lettori con i termini e i concetti chiave frequentemente utilizzati nelle discussioni sull'ipertensione polmonare (IP). Comprendere questi termini aiuterà i pazienti, gli operatori sanitari e i familiari a gestire meglio le conversazioni con gli operatori sanitari e a gestire questa condizione in modo efficace.

1. Test del cammino di 6 minuti (6MWT):
- Un semplice test da sforzo utilizzato per misurare la capacità funzionale e la resistenza di un paziente. Valuta la distanza che un paziente può percorrere a piedi in sei minuti e aiuta a valutare la gravità dell'IP e a monitorare i progressi del trattamento.

2. Arterie:
- Vasi sanguigni che trasportano il sangue ossigenato dal cuore al resto del corpo. Nell'IP sono colpite le arterie polmonari, che trasportano il sangue dal cuore ai polmoni.

3. Ipertensione polmonare tromboembolica cronica (CTEPH):
- Una forma di PH causata da coaguli di sangue irrisolti di lunga data nelle arterie dei polmoni, che portano ad un'alta pressione persistente nella circolazione polmonare.

4. Ecocardiogramma (ECHO):
- Un test di diagnostica per immagini che utilizza le onde ultrasoniche per creare immagini del cuore. È comunemente usato per lo screening del PH e per valutare le dimensioni e la funzione delle camere cardiache.

5. Endotelina:
- Una sostanza presente naturalmente nel corpo che provoca la costrizione dei vasi sanguigni. Livelli elevati di endotelina si riscontrano spesso nei pazienti con IP, contribuendo al restringimento delle arterie polmonari.

6. Emodinamica:
- Lo studio del flusso sanguigno e delle forze coinvolte nella circolazione del sangue in tutto il corpo. Nell'IP, le misurazioni emodinamiche (ad esempio, la pressione dell'arteria polmonare) sono fondamentali per la diagnosi e il monitoraggio.

7. Ipossia:
- Una condizione in cui il corpo o una regione specifica del corpo è privato di un adeguato apporto di

ossigeno. L'ipossia è un fattore comune che contribuisce all'IP, in particolare nell'IP correlata a malattie polmonari.

8. Ipertensione arteriosa polmonare idiopatica (IPAH):
- Un tipo di PAH senza causa identificabile, precedentemente nota come ipertensione polmonare primaria. È una forma rara e progressiva di PH.

9. Pressione arteriosa polmonare media (mPAP):
- La pressione media nelle arterie polmonari, misurata durante il cateterismo del cuore destro. Un mPAP ≥20 mmHg a riposo è un criterio diagnostico chiave per l'IP.

10. Ossido nitrico:
- Una molecola prodotta dall'organismo che aiuta a rilassare e ad allargare i vasi sanguigni. Livelli ridotti di ossido nitrico possono contribuire alla vasocostrizione osservata nel PH.

11. Saturazione di ossigeno (SpO2):
- La percentuale di ossigeno legato all'emoglobina nel sangue. Il monitoraggio dei livelli di ossigeno è fondamentale per i pazienti con IP, in particolare quelli con IP correlata all'ipossia.

12. Ipertensione arteriosa polmonare (PAH):
- Sottogruppo specifico di IP caratterizzato da restringimento e irrigidimento delle piccole arterie

polmonari, con conseguente aumento della pressione e della resistenza.

13. Circolazione polmonare:
- La parte del sistema circolatorio che sposta il sangue tra il cuore e i polmoni per l'ossigenazione. Nel PH, questo sistema viene compromesso, portando a pressioni elevate.

14. Test di funzionalità polmonare (PFT):
- Una serie di test utilizzati per valutare la funzionalità polmonare. I PFT possono aiutare a identificare le malattie polmonari sottostanti che contribuiscono all'IP, come la BPCO o la malattia polmonare interstiziale.

15. Resistenza vascolare polmonare (PVR):
- Misura della resistenza che il sangue incontra mentre scorre attraverso le arterie polmonari. Un PVR elevato è un segno distintivo del PH e contribuisce ad aumentare lo sforzo sul cuore.

16. Cateterismo del cuore destro (RHC):
- Un test diagnostico definitivo per l'IP. Implica l'inserimento di un catetere nel cuore per misurare direttamente la pressione nelle arterie polmonari e valutare la funzione cardiaca.

17. Ipertrofia ventricolare destra:
- Ispessimento delle pareti del ventricolo destro dovuto all'aumento del carico di lavoro causato dal PH. È un reperto comune nei casi di IP avanzata.

18. Vasodilatatori:
- Farmaci che rilassano e dilatano i vasi sanguigni per migliorare il flusso sanguigno e ridurre la pressione dell'arteria polmonare. Questi farmaci sono spesso la pietra angolare del trattamento dell'IP.

19. Classe funzionale dell'Organizzazione Mondiale della Sanità (OMS):
- Un sistema di classificazione utilizzato per valutare la gravità dei sintomi dell'IP e il loro impatto sulle attività quotidiane del paziente. Varia dalla Classe I (nessun sintomo) alla Classe IV (sintomi gravi a riposo).

20. Rimodellamento vascolare:
- Cambiamenti strutturali nelle pareti delle arterie polmonari, inclusi ispessimento e irrigidimento, che contribuiscono ad aumentare la pressione e la resistenza del PH.

21. Sildenafil:
- Un farmaco comunemente usato per trattare l'IP rilassando le arterie polmonari e migliorando il flusso sanguigno. Appartiene a una classe di farmaci chiamati inibitori della fosfodiesterasi-5.

22. Prostacicline:
- Una classe di farmaci usati per trattare la PAH. Imitano le prostacicline naturali nel corpo, che aiutano a dilatare i vasi sanguigni e inibiscono la formazione di coaguli di sangue.

23. Crisi ipertensiva polmonare:
- Una condizione pericolosa per la vita caratterizzata da un aumento improvviso e grave della pressione dell'arteria polmonare, che porta a insufficienza cardiaca destra e difficoltà respiratoria.

24. Classificazione del gruppo OMS:
- Il sistema a cinque categorie sviluppato dall'Organizzazione Mondiale della Sanità per classificare l'IP in base alla causa sottostante, come discusso in precedenza in questa guida.

25. Insufficienza cardiaca destra:
- Una grave complicazione dell'ipertensione arteriosa in cui il lato destro del cuore non riesce a pompare in modo efficace, con conseguente accumulo di liquidi nel corpo, affaticamento e altri sintomi.

Domande e risposte comuni

1. Cos'è l'ipertensione polmonare?
- L'ipertensione polmonare è una condizione caratterizzata da una pressione sanguigna anormalmente elevata nelle arterie polmonari, i vasi

sanguigni che trasportano il sangue dal cuore ai polmoni. Questo aumento della pressione mette a dura prova il lato destro del cuore e può portare a complicazioni se non trattato.

2. In che modo l'ipertensione polmonare è diversa dalla normale pressione alta?

- La regolare pressione alta, detta anche ipertensione sistemica, colpisce le arterie di tutto il corpo. L'ipertensione polmonare coinvolge specificamente le arterie dei polmoni. Queste condizioni sono distinte e richiedono test diagnostici e trattamenti diversi.

3. Quali sono le cause dell'ipertensione polmonare?

L'ipertensione polmonare può essere causata da una varietà di fattori, tra cui:

- Malattia del cuore sinistro (ad esempio, insufficienza cardiaca o problemi alle valvole).
- Malattie polmonari come la broncopneumopatia cronica ostruttiva (BPCO) o la malattia polmonare interstiziale.
- Coaguli di sangue nei polmoni (ipertensione polmonare tromboembolica cronica, CTEPH).
- Genetica o fattori sconosciuti (ipertensione arteriosa polmonare idiopatica).

4. Quali sono i sintomi dell'ipertensione polmonare?

I sintomi comuni includono:

- Mancanza di respiro, soprattutto durante l'attività fisica.
- Fatica.
- Dolore o pressione al torace.
- Gonfiore alle gambe, alle caviglie o all'addome.
- Episodi di vertigini o svenimenti.

5. Come viene diagnosticata l'ipertensione polmonare?
Il processo diagnostico in genere include:

- Un esame fisico e una revisione della storia medica.
- Esami di imaging come una radiografia del torace o un ecocardiogramma.
- Un test del cammino di 6 minuti per valutare la capacità funzionale.
- Cateterismo del cuore destro, il gold standard per confermare il PH, che misura la pressione nelle arterie polmonari.

6. L'ipertensione polmonare è curabile?
- Sebbene l'ipertensione polmonare non sia curabile, sono disponibili trattamenti per gestire i sintomi, rallentare la progressione della malattia e migliorare la qualità della vita. L'approccio terapeutico dipende dalla causa sottostante dell'IP.

7. Quali sono le opzioni terapeutiche per l'ipertensione polmonare?
Il trattamento può includere:

- Farmaci, come vasodilatatori, antagonisti dei recettori dell'endotelina, inibitori della fosfodiesterasi-5 o prostacicline.
- Ossigenoterapia per pazienti con bassi livelli di ossigeno.
- Modifiche dello stile di vita, inclusa una dieta salutare per il cuore ed evitare ambienti ad alta quota.
- Interventi chirurgici, come la tromboendarterectomia polmonare (per CTEPH) o il trapianto di polmone nei casi più gravi.

8. Come posso gestire i miei sintomi a casa?
- Rimani attivo entro i tuoi limiti; esercizi a basso impatto come camminare o yoga possono aiutare.
- Monitorare l'assunzione di liquidi se consigliato dal medico per prevenire il sovraccarico di liquidi.
- Assumi i farmaci come prescritto e segnala tempestivamente eventuali effetti collaterali.
- Evitare di fumare e ridurre al minimo l'esposizione agli inquinanti atmosferici.
- Seguire una dieta sana per il cuore per sostenere la salute cardiovascolare generale.

9. Ci sono cambiamenti nello stile di vita che possono migliorare la mia condizione?
SÌ. I principali cambiamenti nello stile di vita includono:

- Mantenere un peso sano.
- Ridurre l'apporto di sodio per prevenire la ritenzione di liquidi.
- Impegnarsi in un'attività fisica delicata, se tollerata.

- Evitare attività che causano significativa mancanza di respiro o tensione.
- Evitare le alte quote, che possono peggiorare l'ipossia e i sintomi.

10. L'ipertensione polmonare può essere ereditaria?
- Alcune forme di ipertensione polmonare, in particolare l'ipertensione arteriosa polmonare ereditaria (HPAH), sono legate a mutazioni genetiche. Se hai una storia familiare di PH, può essere raccomandata la consulenza genetica.

11. La gravidanza è sicura per le donne con ipertensione polmonare?
- La gravidanza è generalmente considerata ad alto rischio e non raccomandata per le donne con ipertensione arteriosa a causa dello sforzo che esercita su cuore e polmoni. Le donne con IP dovrebbero discutere le opzioni di contraccezione e pianificazione familiare con il proprio medico.

12. Quali sono le potenziali complicanze dell'ipertensione polmonare?
Le complicazioni possono includere:

- Insufficienza cardiaca destra.
- Aritmie (battiti cardiaci irregolari).
- Coaguli di sangue nei polmoni.
- Progressivo peggioramento dei sintomi e diminuzione della capacità di svolgere le attività quotidiane.

13. I bambini possono sviluppare ipertensione polmonare?
- SÌ. L'ipertensione polmonare può verificarsi nei bambini ed è spesso associata a difetti cardiaci congeniti, malattie polmonari croniche o condizioni genetiche. L'ipertensione polmonare pediatrica richiede cure specialistiche.

14. Con quale frequenza dovrei consultare il mio medico per le cure di follow-up?
- I pazienti affetti da IP dovrebbero essere sottoposti a controlli regolari, in genere ogni 3-6 mesi, o come raccomandato dal proprio medico. Il monitoraggio comprende la valutazione dei sintomi, l'esecuzione di test e l'adeguamento dei trattamenti secondo necessità.

15. Quali risorse di supporto sono disponibili per i pazienti con ipertensione arteriosa?
- Le organizzazioni di difesa dei pazienti come la Pulmonary Hypertension Association (PHA) forniscono formazione, gruppi di supporto e risorse.
- Forum online e gruppi di supporto locali possono mettere in contatto i pazienti con altri che affrontano sfide simili.
- La consulenza o la terapia possono aiutare ad affrontare l'impatto emotivo della convivenza con una condizione cronica.

Se hai ulteriori domande o dubbi, assicurati di consultare il tuo medico per una guida personalizzata.

Elenco delle risorse

Siti web

L'accesso a risorse online credibili è una parte essenziale per rimanere informati sull'ipertensione polmonare (IP). Di seguito sono riportati siti Web affidabili che forniscono informazioni affidabili, supporto e aggiornamenti sulla condizione.

1. Associazione per l'ipertensione polmonare (PHA)

Sito web: www.phassociation.org

La Pulmonary Hypertension Association è una risorsa completa che offre formazione sull'IP, storie di pazienti, aggiornamenti sulla ricerca e accesso a gruppi di supporto. Il loro sito Web fornisce numerose informazioni per pazienti, operatori sanitari e operatori sanitari.

2. Associazione americana dei polmoni

Sito web: www.lung.org

L'American Lung Association offre risorse su varie malattie polmonari, inclusa l'ipertensione polmonare. Il loro sito fornisce materiali didattici, opzioni di trattamento e strategie per la gestione dei sintomi.

3. Clinica Mayo

Sito web: www.mayoclinic.org

La Mayo Clinic è una fonte attendibile di informazioni mediche. La sezione sull'ipertensione polmonare include una panoramica della condizione, dei sintomi, delle cause, delle opzioni di trattamento e dei consigli sullo stile di vita per la gestione dell'IP.

4. Istituto nazionale per il cuore, i polmoni e il sangue (NHLBI)

Sito web: www.nhlbi.nih.gov

L'NHLBI, parte del National Institutes of Health (NIH), fornisce informazioni dettagliate sull'ipertensione polmonare, studi clinici in corso e gli ultimi risultati della ricerca.

5. Società Europea di Cardiologia (ESC)

Sito web: www.escardio.org

L'ESC fornisce linee guida basate sull'evidenza e contenuti educativi sulle condizioni cardiovascolari, inclusa l'ipertensione polmonare. È una risorsa eccellente per coloro che cercano informazioni scientificamente fondate.

6. Notizie sull'ipertensione polmonare

Sito web: www.pulmonaryhypertensionnews.com

Questo sito Web si concentra sulle ultime notizie, sugli sviluppi del trattamento e sulle storie personali della comunità PH. Evidenzia inoltre le sperimentazioni cliniche e i progressi nell'assistenza medica.

7. Geni globali

Sito web: www.globalgenes.org

Global Genes supporta i pazienti affetti da malattie rare, inclusa l'ipertensione polmonare. Il sito fornisce contenuti formativi, risorse di sostegno e collegamenti a una comunità globale di pazienti e operatori sanitari.

8. MedlinePlus

Sito web: www.medlineplus.gov

MedlinePlus, un servizio della Biblioteca nazionale di medicina degli Stati Uniti, offre informazioni di alta qualità e di facile comprensione sull'ipertensione polmonare, comprese cause, trattamenti e aggiornamenti sulla ricerca.

9. Rete di ricerca clinica sulle malattie rare (RDCRN)

Sito web: www.rarediseasesnetwork.org

Questa rete fornisce risorse e aggiornamenti sulla ricerca clinica su condizioni rare come l'ipertensione polmonare. È una fonte eccellente per coloro che sono interessati a partecipare o a conoscere gli studi in corso.

10. Associazione per l'ipertensione polmonare del Regno Unito

Sito web: www.phauk.org

Questa organizzazione supporta i pazienti con ipertensione polmonare nel Regno Unito. Il loro sito web offre informazioni sulla condizione, sulle risorse dei pazienti e sulle opportunità di connettersi con altri nella comunità PH.

Questi siti Web forniscono una vasta gamma di informazioni affidabili. Possono aiutare i pazienti e gli operatori sanitari a comprendere meglio l'ipertensione polmonare, a connettersi con reti di supporto e a rimanere informati sugli ultimi progressi nel trattamento e nella ricerca.

Modelli di monitoraggio di sintomi e farmaci

Tenere un registro dettagliato dei sintomi e dei farmaci può migliorare significativamente la gestione dell'ipertensione polmonare (PH). I rilevatori di sintomi e farmaci consentono a pazienti, operatori sanitari e operatori sanitari di monitorare i progressi, valutare l'efficacia dei trattamenti e identificare eventuali cambiamenti che potrebbero richiedere attenzione. Di seguito sono riportati i suggerimenti per l'utilizzo di tracker e modelli a supporto del tuo piano di assistenza.

Perché utilizzare i tracker?

- **Monitorare la progressione dei sintomi:** Tieni traccia del peggioramento o del miglioramento di sintomi come mancanza di respiro, affaticamento, dolore toracico o gonfiore.
- **Garantire l'aderenza ai farmaci:** Rispettare il programma con i trattamenti prescritti ed evitare le dosi dimenticate.
- **Tieni traccia degli effetti collaterali:** Documenta eventuali effetti collaterali dei farmaci per discuterne con il tuo medico.
- **Identificare i trigger:** Riconoscere modelli di sintomi legati ai livelli di attività, alla dieta o a fattori ambientali.
- **Migliora le visite mediche:** Fornisci al tuo medico una storia chiara dei sintomi e dell'aderenza ai farmaci, consentendo migliori aggiustamenti del trattamento.

Modello di monitoraggio dei sintomi

Data	Tempo	Sintomi sperimentati	Gravità (1-10)	Attività prima dei sintomi	Note/ Trigger
AAAA-MM-GG	HH:MM	Mancanza di respiro, affaticamento, dolore al petto	7	Camminare, salire le scale	Umidità, farmaci saltati
AAAA-MM-GG	HH:MM	Vertigini, gonfiore	5	Seduta	Pasto ad alto contenuto di sodio la sera prima

- **Scala di gravità:** Valuta i sintomi su una scala da 1 a 10, dove 1 significa lieve e 10 grave.
- **Note/Trigger**: includere eventuali osservazioni sulle possibili cause o fattori di sollievo, come dieta, stress o cambiamenti nei farmaci.

Modello di monitoraggio dei farmaci

Data	Tempo	Farmaco	Dosaggio	Preso? (Sì/No)	Effetti collaterali sperimentati	Note
AAAA-MM-GG	8:00	Sildenafil	20 mg	E	Lieve mal di testa	Assunto con il cibo
AAAA-MM-GG	8:00	Bosentan	62,5 mg	E	Nessuno	
AAAA-MM-GG	14:00	Diuretico	40 mg	N	Si nota gonfiore alle gambe	Perso a causa del viaggio

- **Preso?**: Indicare se il farmaco è stato assunto (Y) o dimenticato (N).
- **Effetti collaterali sperimentati**: registra eventuali sintomi come vertigini, nausea o gonfiore dopo l'assunzione di farmaci.

Modello di monitoraggio combinato di sintomi e farmaci

Data	Tempo	Farmaci presi	Sintomi sperimentati	Gravità (1-10)	Note/Trigger
AAAA-MM-GG	8:00	Sildenafil 20mg	Nessuno	-	Il campo è normale
AAAA-MM-GG	13:00	Diuretico 40 mg	Fiato corto	6	Ho dimenticato la dose serale prima
AAAA-MM-GG	19:00	Bosentan 62,5 mg	Milioni di fatica	4	Dopo un esercizio leggero

Suggerimenti per un monitoraggio efficace

- **Sii coerente**: Registrare quotidianamente i sintomi e i farmaci, anche quando ci si sente bene.
- **Utilizza le app digitali:** Prendi in considerazione le app di gestione della salute che consentono il monitoraggio elettronico e i promemoria, come MyPH Tracker o app generali come Medisafe.
- **Condividi con il tuo medico**: porta il tuo tracker alle visite mediche per facilitare discussioni migliori.
- **Personalizza il tuo modello:** Personalizza le colonne in base alle tue esigenze specifiche, inclusi esercizio fisico, dieta o altri fattori legati allo stile di vita.

Modelli stampabili

Come accedere ai modelli pronti all'uso:

Scarica modelli personalizzabili di monitoraggio di sintomi e farmaci da risorse affidabili come:

- Associazione per l'ipertensione polmonare (www.phassociation.org)
- American Lung Association (www.lung.org)
- Mayo Clinic (www.mayoclinic.org)

In alternativa, creane uno tuo utilizzando fogli di calcolo o software di elaborazione testi per un monitoraggio personalizzato.

Il monitoraggio efficace dei sintomi e dei farmaci consente ai pazienti di partecipare attivamente alla gestione dell'ipertensione polmonare e migliora la comunicazione con il proprio team sanitario.

www.ingramcontent.com/pod-product-compliance
Lightning Source LLC
Chambersburg PA
CBHW050312230526
45471CB00005B/2140